English - French
Medical Dictionary

~~~

Dictionnaire Médical
Français - Anglais

Dr. Jackson Bell

Copyright © 2021 by Dr. Jackson Bell

ISBN: 9798558824155

All rights reserved.

No part of this publication may be reproduced or transmitted in any form or by any means, electronic or mechanical, including photocopying, recording, or any information storage and retrieval system, without permission in writing from the publisher.

Please notify the author at medicaldictionary10@gmail.com of any errors or omissions.

Copyright © 2021 par le Dr. Jackson Bell

Tous droits réservés.

Aucune partie de cette publication ne peut être reproduite ou transmise sous quelque forme ou par quelque moyen que ce soit, électronique ou mécanique, y compris la photocopie, l'enregistrement ou tout système de stockage et de recherche d'informations, sans l'autorisation écrite de l'éditeur.

Veuillez signaler à l'auteur toute erreur ou omission en écrivant à medicaldictionary10@gmail.com.

Contents - Contenu

English - French

Alphabetical English - Ordre alphabétique anglais 1

Travel - Voyage 61

Français - anglais

Ordre alphabétique français - Alphabetical French 64

Voyage - Travel 126

Abbreviations for parts of speech - Abréviations des catégories lexicales :

English		Français	
n	noun	*n*	nom
nf	noun feminine	*nf*	nom feminine
nm	noun masculine	*nm*	nom masculine
adj	adjective	*adj*	adjectif
v	verb	*v*	verbe
pron	pronoun	*pron*	pronom
prep	preposition	*prep*	préposition

Alphabetical English

Ordre alphabétique anglais

1-10

17 hydroxyprogesterone, *n* - 17 hydroxyprogestérone, *nf*

1ˢᵗ generation antipsychotic, *n* - antipsychotique de 1ère génération, *nm*; antipsychotique typique, *nm* → **typical antipsychotic**

2ⁿᵈ generation antipsychotic, *n* - antipsychotique de 2ème génération, *nm*; antipsychotique atypique, *nm* → **atypical antipsychotic**

A

abdomen, *n* - abdomen, *nm*

abdominal bloating, *n* - ballonnement abdominal, *nm*

abdominal cramps, *n* - crampes abdominales, *nf*

abdominal distension, *n* - distension abdominale, *nf*

abdominal hysterectomy, *n* - hystérectomie abdominale, *nf*

abdominal pain, *n* - douleur abdominale, *nf*

abdominal rigidity, *n* - rigidité abdominale, *nf*

abdominal swelling, *n* - distension abdominale, *nf*

ablation, *n* - ablation, *nf*

abnormal pap smear, *n* - frottis anormal, *nm*

abnormal uterine bleeding, *n* - saignements utérins anormaux, *nm*

ABO incompatibility, *n* - incompatibilité ABO, *nm*

abscess, *n* - abcès, *nm*

absorption, *n* - absorption, *nf*

abutment, *n* - pilier, *nm*

accelerated idioventricular rhythm, *n* - rythme idioventriculaire accéléré, *nm*

ACE inhibitor, *n* - inhibiteur de l'enzyme de conversion, *nm* [IEC]

ACE inhibitor (angiotensin converting enzyme inhibitor), *n* - inhibiteur de l'enzyme de conversion, *nm* [IEC]

acetabulum, *n* - acétabulum, *nm*; cotyle, *nm*

acetaminophen, *n* - acétaminophène, *nm*; Tylenol, *nm*; paracétamol, *nm*; Doliprane, *nm* → **Tylenol**

acetylcysteine, *n* - acétylcysteine, *nf*; Fluimucil, *nm* → **Mucomyst**

acetylsalicylic acid, *n* - acide acétylsalicylique, *nm*; Aspirine, *nf* → **Aspirin**

Achilles tendon, *n* - tendon d'Achille, *nm*

aching, *adj* - douloureux/ douloureuse, *adj*

acquired immune deficiency syndrome, *n* **[AIDS]** - syndrome d'immunodéficience acquise, *nm* [SIDA]

acrocyanosis, *n* - acrocyanose, *nf*

activities of daily living, *n* **[ADLs]** - activités de la vie quotidienne, *nf* [AVQ]

acute bronchitis, *n* - bronchite aiguë, *nf*

acute chest syndrome, *n* - syndrome thoracique aigu, *nm*

acute Epstein-Barr viral infection, *n* - mononucléose infectieuse, *nf*; infection par le virus d'Epstein Barr, *nf* → **infectious mononucleosis**

acute intermittent porphyria, *n* - porphyrie aiguë intermittente, *nf*

acute kidney injury, *n* **[AKI]** - lésion rénale aiguë, *nf*

acute laryngitis, *n* - laryngite aiguë, *nf*

acute lymphoblastic leukemia, *n* **[ALL]** - leucémie lymphoblastique aiguë, *nf* [LLA]

acute otitis media, *n* - otite moyenne aiguë, *nf* [OMA]

acute pancreatitis, *n* - pancréatite aiguë, *nf*

acute poststreptococcal glomerulonephritis, *n* - glomérulonéphrite aiguë post-streptococcique, *nf*

acute renal failure, *n* - insuffisance rénale aiguë, *nf*

acute respiratory distress syndrome, *n* **[ARDS]** - syndrome de détresse respiratoire, *nm*

Adenocard, *n* - Adenoscan, *nm*; adenosine, *nf* → **adenosine**

adenomyosis, *n* - adénomyose, *nf*

adenosine, *n* - adenosine, *nf*; Adenoscan, *nm* → **Adenocard**

adenovirus, *n* - adénovirus, *nm*

ADHD (attention deficit hyperactivity disorder), *n* - trouble d'hyperactivité avec déficit d'attention, *nm* [TDAH]

adhesive, *n* - adhésif, *nm*

adipose, *n* - tissu adipeux, *nm*

ADLs (activities of daily living), *n* - activités de la vie quotidienne, *nf* [AVQ]

admission fee, *n* - droit d'entrée, *nm*; tarif des billets d'entrée, *nm*

admissions clerk, *n* - agent d'admission, *nm*; agent d'accueil, *nm*

Adrenalin, *n* - adrénaline, *nf*; EpiPen, *nf*; épinéphrine, *nf* → **EpiPen; epinephrine**

Advair, *n* - Advair, *nm*; fluticasone/salmétérol, *nm* → **fluticasone/salmeterol**

adverse drug interaction, *n* - interaction médicamenteuse indésirable, *nf*

after eating, *prep* - après avoir mangé, *prép*

after meals, *prep* - après les repas, *prép*

agitation, *n* - agitation, *nf*

AICD (automated implantable cardioverter defibrillator), *n* - défibrillateur automatique implantable, *nm* [DAI] → **implantable cardioverter defibrillator**

AIDS (acquired immune deficiency syndrome), *n* - syndrome d'immunodéficience acquise, *nm* [SIDA]

air/water syringe, *n* - seringue à air/eau, *nf*

airport, *n* - aéroport, *nm*

airway evaluation, *n* - évaluation des voies aériennes, *nf*

AKI (acute kidney injury), *n* - lésion rénale aiguë, *nf*

albinism, *n* - albinisme, *nm*

albuterol, *n* - salbutamol, *nm*; Proventil, *nm*; Proair, *nm*; Ventoline, *nf* → **Proventil; Proair; Ventolin**

albuterol inhaler, *n* - inhalation d'albutérol, *nf*

albuterol/ipratropium bromide, *n* - salbutamol/ipratropium bromide, *nm*; Atrovent, *nm* → **Atrovent**

alginate, *n* - alginate, *nm*

ALL (acute lymphoblastic leukemia), *n* - leucémie lymphoblastique aiguë, *nf* [LLA]

allergic coryza, *n* - rhume des foins, *nm*

altered mental status, *n* - altération de l'état mental, *nf*

alternative, *n* - alternative, *nf*

alveolar osteitis, n - ostéite alvéolaire, nf → **dry socket**
amalgam, n - amalgame, nm
amalgam carrier, n - porte-amalgames dentaires, nm
amalgam well, n - mortier à amalgame, nm
ambiguous genitalia, n - organes génitaux ambigus, nm
amenorrhea, n - aménorrhée, nf
Amidate, n - Hypnomidate, nf; etomidate, nm → **etomidate**
amiodarone, n - amiodarone, nf; Cordarone, nf → **Pacerone**
amlodipine, n - amlodipine, nf; Amlor, nf → **Norvasc**
amoxicillin, n - amoxicilline, nf
amoxicillin/clavulanic acid, n - amoxicilline/acide clavulanique, nf/nm; Augmentin, nm → **Augmentin**
amphetamine, n - amphétamine, nf
ampicillin/sulbactam, n - ampicilline/sulbactam, nf/nm; Unacim, nm → **Unasyn**
amusement park, n - parc d'attraction, nm
amylase, n - amylase, nf
anabolic steroid, n - stéroïde anabolisant, nm
anaphylaxis, n - anaphylaxie, nf
anatomy, n - anatomie, nf
Ancef, n - céfazoline, nf → **cefazolin**
anesthesiologist, n - anesthésiste, n
anesthetic, n - anesthésique, nm
aneurysm, n - anévrisme, nm
angina, n - angine de poitrine, nf
angioplasty, n - angioplastie, nf
angiotensin converting enzyme inhibitor, n [ACE inhibitor] - inhibiteur de l'enzyme de conversion, nm [IEC]

angiotensin II receptor blocker, n [ARB] - inhibiteur des récepteurs de l'angiotensine II, nm [ARA II]
ankle, n - cheville, nf
antacid, n - alcalin, nm/adj; antiacide, nm/adj
anterior, adj - antérieur(e), adj
anteverted uterus, n - antéversion utérine, nf
antiarrhythmic, n/adj - antiarythmique, nm/adj
antibiotic, n - antibiotique, nm/adj
antibiotic resistant, adj - résistante aux antibiotiques, adj
anticholinergic, n/adj - anticholinergique, nm/adj
anticoagulant, n/adj - anticoagulant, nm → **blood thinner**
antidepressant, n/adj - antidépresseur, nm; thymoanaleptique, nm
antidiarrheal, n/adj - antidiarrhéique, nm/adj
antiemetic, n/adj - antiémétique, nm/adj
antifungal, n/adj - antifongique, nm/adj
antihistamine, n/adj - antihistaminique, nm
antiplatelet, n/adj - antiagrégant plaquettaire, nm
antipsychotic, n/adj - antipsychotique, nm
antipyretic, n/adj - antipyrétique, nm/adj
antitussive, adj - antitussif, nm/adj
Antivert, n - Agyrax, nm; méclozine, nf → **meclizine**
Antizole, n - Antizole, nm; fomépizole, nm → **fomepizole**
anus, n - anus, nm
anxiety, n - anxiété, nf

anxiety disorder, *n* - troubles anxieux, *nm*
anxiolytic, *n/adj* - anxiolytique, *nm*; thymoleptique, *nm*
aortic coarctation, *n* - coarctation de l'aorte, *nf*
aortic stenosis, *n* - sténose aortique, *nf*
apex, *n* - apex, *nm*
Apgar score, *n* - score d'Apgar, *nm*
aphthous ulcer, *n* - ulcère de la bouche, *nm*; aphte, *nm*; ulcération buccale, *nf* → **canker sore**
apical, *adj* - apical(e), *adj*
appendectomy, *n* - appendicectomie, *nf*
appendiceal perforation, *n* - perforation appendiculaire, *nf*
appendicitis, *n* - appendicite, *nf*
appendix, *n* - appendice, *nm*
appetite, *n* - appétit, *nm*
appointment, *n* - rendez-vous, *nm*
arachidonic acid, *n* - acide arachidonique, *nm*
ARB (angiotensin II receptor blocker), *n* - inhibiteur des récepteurs de l'angiotensine II, *nm* [ARA II]
ARDS (acute respiratory distress syndrome), *n* - syndrome de détresse respiratoire, *nm*
arm, *n* - bras, *nm*
arrhythmia, *n* - arythmie, *nf* → **irregular heartbeat**
arrivals, *n* - arrivées, *nf*
arrive, to, *v* - arriver, *v*
arterial line, *n* - cathéter artériel, *nm*; ligne artérielle, *nf*
artery, *n* - artère, *nf*
artificial ventilation, *n* - ventilation artificielle, *nf*
ascariasis, *n* - ascaridiose, *nf*

Ascaris lumbricoides, *n* - Ascaris lumbricoides, *nm* → **roundworm**
ascites, *n* - ascite, *nf*
ASD (atrial septal defect), *n* - communication interauriculaire, *nm*
aspergillosis, *n* - aspergillose, *nf*
aspirate, to, *v* - aspirer, *v*
aspiration screen, *n* - évaluation du risque d'aspiration, *nf*
aspirin, *n* - aspirine, *nf*
assessment, *n* - évaluation, *nf*
assistant, *n* - aide, *n*; assistant(e), *n*
asterixis, *n* - astérixis, *nm*
asthma, *n* - asthme, *nm*
asthma attack, *n* - exacerbation de l'asthme, *nf*; crise d'asthme, *nf* → **asthma exacerbation**
asthma exacerbation, *n* - crise d'asthme, *nf*; exacerbation de l'asthme, *nf* → **asthma attack**
asymmetric, *adj* - asymétrique, *adj*
asymmetrical, *adj* - asymétrique, *adj*
asymptomatic, *adj* - asymptomatique, *adj*
ataxia, *n* - ataxie, *nf*
atelectasis, *n* - atélectasie, *nf*
atherectomy, *n* - athérectomie, *nf*
atherosclerosis, *n* - athérosclérose, *nf*
Ativan, *n* - Témésta, *nf*; lorazépam, *nm* → **lorazepam**
atopic dermatitis, *n* - dermatite atopique, *nf* → **eczema**
atresia, *n* - atrésie, *nf*
atrial fibrillation, *n* - fibrillation auriculaire, *nf*
atrial flutter, *n* - flutter auriculaire, *nm*; flutter atrial, *nm*
atrial rhythm, *n* - rythme auriculaire, *nm*

**atrial septal defect, n
[ASD]** - communication interauriculaire, *nm*

atrioventricular junctional rhythm, n - rythme de la jonction auriculo-ventriculaire, *nm*

atrium, n - atrium, *nm*; auricule, *nf*; oreillette, *nf*

Atropen, n - atropine, *nf*
→ **atropine**

atrophic, adj - atrophique, *adj*

atrophy, n - atrophie, *nf*

atrophy, to, v - atrophier (s'), *v*

atropine, n - atropine, *nf*
→ **Atropen**

atropine/diphenoxylate, n - atropine/diphénoxylate, *nf/nm*; Lomotil, *nm* → **Lomotil**

Atrovent, n - Atrovent, *n*; salbutamol/ipratropium bromide, *nm* → **albuterol/ipratropium bromide**

attention deficit hyperactivity disorder, n [ADHD] - trouble d'hyperactivité avec déficit d'attention, *nm* [TDAH]

attrition, n - usure, *nf*

atypical antipsychotic, n - antipsychotique atypique, *nm*; antipsychotique de 2ème génération, *nm* → **2nd generation antipsychotic**

atypical pneumonia, n - pneumonie atypique, *nf*

Augmentin, n - Augmentin, *nm*; amoxicilline/acide clavulanique, *nf/nm*
→ **amoxicillin/clavulanic acid**

aunt, n - tante, *nf*

auricle (of the ear), n - pavillon de l'oreille, *nm*

auricle (of the heart), n - oreillette, *nf*

auscultate, to, v - ausculter, *v*

autoclave, n - autoclave, *nm*

autoimmune, adj - auto-immun(e), *adj*

automated implantable cardioverter defibrillator, n [AICD] - défibrillateur automatique implantable, *nm* [DAI]
→ **implantable cardioverter defibrillator**

available room, n - chambre disponible, *nf*

avascular necrosis of the femoral head, n - nécrose avasculaire de la tête fémorale, *nf*; maladie de Legg-Calvé-Perthes, *nf* → **Legg-Calvé-Perthes disease**

avulsion, n - avulsion, *nf*

axilla, n - aisselle, *nf*; creux axillaire, *nm*

azotemia, n - azotémie, *nf*

B

b.i.d., adv - deux fois par jour, *adv*
→ **two times per day; twice a day**

baby teeth, n - dents de lait, *nf*

back, n - dos, *nm*

back tooth, n - dent du fond, *nf*

backpack, n - sac à dos, *nm*

bacterial endocarditis, n - endocardite bactérienne, *nf*

bacterial enteritis, n - entérite bactérienne, *nf*

bacterial meningitis, n - méningite bactérienne, *nf*

bacterial tracheitis, n - trachéite bactérienne, *nf*

bacterial vaginosis, n [BV] - vaginose bactérienne, *nf*

bactericidal, n/adj - bactéricide, *nm/adj*

bacteriostatic, n/adj - bactériostatique, *nm/adj*

Bactrim, n - Bactrim, nm; triméthoprime/sulfaméthoxazole, nm → **trimethoprim/sulfamethoxazole**
bad, adj - mauvais(e), adj
bad breath, n - mauvaise haleine, nf; halitose, nf → **halitosis**
baggage, n - bagage, nm → **luggage**
baggage allowance, n - franchise bagages, nf
bandage, n - bandage, nm; pansement, nm
barbiturate, n - barbiturique, nm
barefoot, adj - pieds nus, adj
barium enema, n - lavement baryté, nm
barking cough, n - toux rauque, nf; toux aboyante, nf
barrel chest, n - thorax en tonneau, nm
basic metabolic panel, n [BMP] - bilan métabolique de base, nm
basophilic, adj - basophile, adj
beaver tail, n - spatule dentaire, nf
beclometasone, n - béclométasone, nf
bed, n - lit, nm
before eating, prep - avant de manger, prép
before meals, prep - avant les repas, prép
behavior, n - comportement, nm
belch, to, v - roter, v
bellboy, n - groom, nm
benign, adj - bénin, adj
Bentyl, n - dicyclovérine, nf → **dicyclomine**
benzocaine, n - benzocaïne, nf → **Orajel**
benzodiazepine, n - benzodiazépine, nf

benzonatate, n - benzonatate, nm; Tessalon, nm → **Tessalon perles**
benztropine, n - benztropine, nf; Cogentin, nf → **Cogentin**
beriberi, n - béribéri, nm
beta blocker, n - bêtabloquant, nm
beta hCG, n - bêta hCG, nf
betamethasone, n - bêtaméthasone, nf
better, adj - meilleur, adj
biceps, n - biceps, nm
bicuspid, n/adj - bicuspide, nf/adj
bicycle, n - vélo, nm; bicyclette, nf → **bike**
big toe, n - gros orteil, nm
bike, n - bicyclette, nf; vélo, nm → **bicycle**
bilateral, adj - bilatéral(e), adj
bile, n - bile, nf
biliary, adj - biliaire, adj
bill, n - facture, nf
bimanual exam, n - examen bimanuel, nm
bioavailability, n - biodisponibilité, nf
biopsy, n - biopsie, nf
biotin, n - biotine, nf
birth certificate, n - certificat de naissance, nm
birth control, n - contraception, nf
birth control implant, n - implant contraceptif, nm
birth control pill, n - pilule contraceptive, nf
birth defect, n - malformation congénitale, nf
birth weight, n - poids de naissance, nm
birthday, n - anniversaire, nm
bisphosphonate, n - bisphosphonate, nm
bite, to, v - mordre, v

black, *adj* - noir(e), *adj*
bladder, *n* - vessie, *nf*
bladder prolapse, *n* - prolapsus de la vessie, *nm*
bleach, *n* - hypochlorite de sodium, *nm* → **sodium hypochlorite**
bleed, to, *v* - saigner, *v*
bleeding after intercourse, *n* - saignements après un rapport sexuel, *nm* → **post-coital bleeding**
bleeding gums, *n* - saignement des gencives, *nm*
bleeding in between periods, *n* - saignements entre les règles, *nm*; métrorragie, *nf* → **metrorrhagia**
blindness, *n* - cécité, *nf*
blister, *n* - vésicule, *nf*; phlyctène, *nf*; ampoule, *nf*
block injection, *n* - anesthésie locale, *nf*
block, to, *v* - bloquer, *v*
blood, *n* - sang, *nm*
blood analysis, *n* - analyse de sang, *nf*
blood bank, *n* - banque du sang, *nf*
blood clot, *n* - caillot sanguin, *nm*
blood clotting disease, *n* - maladie de la coagulation du sang, *nf*
blood culture, *n* - hémoculture, *nf*
blood draw, *n* - prise de sang, *nf*
blood glucose, *n* - glycémie, *nf*
blood in stool, *n* - hématochézie, *nf* → **hematochezia**
blood pressure, *n* - pression artérielle, *nf*
blood pressure cuff, *n* - brassard de tensiomètre, *nm*
blood products, *n* - produits sanguins, *nm*
blood sample, *n* - échantillon de sang, *nm*
blood smear, *n* - frottis sanguin, *nm*
blood test, *n* - test sanguin, *nm*
blood thinner, *n* - anticoagulant, *nm* → **anticoagulant**
blood type, *n* - groupe sanguin, *nm*
blood urea nitrogen, *n* [BUN] - urée sanguine, *nf*
blood vessel, *n* - vaisseau sanguin, *nm*
bloodwork, *n* - analyse de sang, *nf*; hémoculture, *nf*
bloody discharge, *n* - écoulement sanglant, *nm*
bloody sputum, *n* - crachat hémoptoïque, *nm*; crachat sanglant, *nm*
bloody stool, *n* - selles sanguinolentes, *nf*
blue, *adj* - bleu(e), *adj*
blue discoloration of the skin, *n* - coloration bleue de la peau, *nf*; cyanose, *nf* → **cyanosis**
BMP (basic metabolic panel), *n* - bilan métabolique de base, *nm*
BNP (brain natriuretic peptide), *n* - peptide natriurétique cérébral, *nm*; peptide natriurétique de type B, *nm* [BNP]
boarding area, *n* - salle d'embarquement, *nf*
boat, *n* - bateau, *nm*
body, *n* - corps, *nm*
boil, to, *v* - bouillir, *v*
bond, *n* - adhésif dentaire, *nm*
bonding, *n* - facettes de composite, *nf*; bonding, *nm*
bone, *n* - os, *nm*
bone file, *n* - lime dentaire à os, *nf*
bone resorption, *n* - résorption osseuse, *nf*
book, to, *v* - réserver, *v*
booked, *adj* - réservé(e), *adj* → **reserved**

botulism, *n* - botulisme, *nm*
bowels, *n* - intestins, *nm*
→ **intestines**
boy, *n* - garçon, *nm*
boyfriend, *n* - petit ami, *nm*; copain, *nm*
braces, *n* - bagues, *nf*
brachial, *adj* - brachial, *adj*
brachial artery, *n* - artère brachiale, *nf*
bradycardia, *n* - bradycardie, *nf*
→ **slow heart rate**
bradypnea, *n* - bradypnée, *nf*
brain, *n* - cerveau, *nm*
brain natriuretic peptide, *n* **[BNP]** - peptide natriurétique cérébral, *nm*; peptide natriurétique de type B, *nm* [BNP]
breakfast, *n* - petit-déjeuner, *nm*
breast, *n* - sein, *nm*
breast cancer, *n* - cancer du sein, *nm*
breast dimpling, *n* - fossette sur le sein, *nf*; tirage, *nm*
breast engorgement, *n* - engorgement mammaire, *nm*
breast enlargement, *n* - augmentation mammaire, *nf*
breast feeding, *n* - allaitement maternel, *nm*
breast lump, *n* - boule dans un sein, *nf*
breast mass, *n* - masse mammaire, *nf*
breast milk, *n* - lait maternel, *nm*
breast milk jaundice, *n* - ictère au lait maternel, *nm*
breast nodule, *n* - nodule mammaire, *nm*
breast pain, *n* - douleur mammaire, *nf*
breast ulcer, *n* - ulcère mammaire, *nm*

breastfeed, to, *v* - allaiter, *v*
breastfeeding jaundice, *n* - ictère d'allaitement, *nm*
breath with fecal odor, *n* - haleine qui sent les selles, *nf*
breath-holding spell, *n* - spasme du sanglot, *nm*
breathe, to, *v* - respirer, *v*
Breathe! - Respirez !
breathing problems, *n* - difficulté respiratoire, *nf*
breech birth, *n* - accouchement par le siège, *nm*
breech delivery, *n* - accouchement par le siège, *nm*
Brevibloc, *n* - Brevibloc, *nf*; esmolol, *nm* → **esmolol**
Brevital, *n* - Brevital, *nm*; méthohéxital, *nm*
→ **methohexital**
Bricanyl, *n* - Bricanyl, *nm*; terbutaline, *nf* → **terbutaline**
bridge, *n* - bridge, *nm*
brief resolved unexplained event, *n* **[BRUE]** - bref incident résolu inexpliqué, *nm*
bright red blood, *n* - sang rouge vif, *nm*
Brilinta, *n* - Brilique, *nm*; ticagrélor, *nm* → **ticagrelor**
brochure, *n* - brochure, *nf*; prospectus, *nm*
broken, *adj* - cassé, *adj*
broken tooth, *n* - dent cassée, *nf*
bronchiectasis, *n* - bronchectasie, *nf*
bronchiolitis, *n* - bronchiolite, *nf*
bronchodilator, *n* - bronchodilatateur, *nm*
bronchopulmonary dysplasia, *n* - dysplasie bronchopulmonaire, *nf*
bronchoscope, *n* - bronchoscope, *nm*

bronchoscopy, n - endoscopie bronchique, *nf*; bronchoscopie, *nf*

Broselow tape, n - bande Broselow, *nf*

brother, n - frère, *nm*

brucellosis, n - brucellose, *nf*

BRUE (brief resolved unexplained event), n - bref incident résolu inexpliqué, *nm*

bruise, n - contusion, *nf*; ecchymose, *nf* → **ecchymosis**

bruxism, n - bruxisme, *nm*

bubbling rale, n - râle bulleux, *nm*; râles crépitants, *nm*

buccal, adj - buccal(e), *adj*

buck teeth, n - dents proéminentes, *nf*

bulging fontanelles, n - fontanelles bombées, *nf*

bulla, n - bulle, *nf*

bump, n - bosse, *nf*

BUN (blood urea nitrogen), n - urée sanguine, *nf*

bunion, n - oignon du gros orteil, *nm*

burn, to, v - brûler, *v*

burnisher, n - brunissoir, *nm*

burr, n - bavures, *nf*; fraises dentaires, *nf*

burr block, n - porte-fraises, *nm*

burrow, n - sillon, *nm*

bus, n - bus, *nm*

bus station, n - gare routière, *nf*

business district, n - quartier des affaires, *nm*

butalbital/acetaminophen/caffeine, n - butalbital/acétaminophène/caféine, *nm/nm/nf*; Fioricet, *nm* → **Fioricet**

buttocks, n - fesses, *nf*

BV (bacterial vaginosis), n - vaginose bactérienne, *nf*

C

CABG (coronary artery bypass graft), n - pontage coronarien, *nm*; pontage aorto-coronarien, *nm* [PAC]

cachexia, n - cachexie, *nf*

calamine lotion, n - lotion de calamine, *nf*

calcification, n - calcification, *nf*

calcium, n - calcium, *nm*

calcium channel blocker, n - inhibiteur calcique, *nm*

calcium chloride, n - chlorure de calcium, *nm*

calcium gluconate, n - gluconate de calcium, *nm*

calcium hydroxide, n - hydroxide de calcium, *nm*

calciuria, n - calciurie, *nf*

calculus, n - calcul, *nm*

calf, n - mollet, *nm*

calorie, n - calorie, *nf*

Campylobacter jejuni, n - Campylobacter jejuni, *nm*

cancel, to, v - annuler, *v*

cancelled, adj - annulé(e), *adj*

cancer, n - cancer, *nm*

cancrum oris, n - cancrus oris, *nm*; noma, *nm*; gangrène de la bouche, *nf* → **noma**

candida, n - candida, *nm*; candidose, *nf* → **candidiasis**

candidiasis, n - candidose, *nf* → **candida**

canine, n - canine, *nf* → **cuspid**

canker sore, n - aphte, *nm*; ulcère de la bouche, *nm*; ulcération buccale, *nf* → **aphthous ulcer**

cannula, n - canule, *nf*

cantilever bridge, n - bridge en extension, *nm*; bridge cantilever, *nm*

cap, n - couronne, *nf* → **crown; fixed partial denture**

CAP (community-acquired pneumonia), *n* - pneumonie communautaire, *nf*
capacity to make a decision, *n* - capacité de prendre une décision, *nf*
car, *n* - voiture, *nf*
car rental, *n* - location de voitures, *nf*
car sickness, *n* - mal des transports, *nm*; cinétose des voitures, *nf*
carbide burr, *n* - fraises rotatives, *nf*
carbohydrate, *n* - glucide, *nm*; hydrate de carbonne, *nm*
carboprost tromethamine, *n* - trométhamine de carboprost, *nm*; Hemabate, *nm* → **Hemabate**
carcinogen, *n* - cancérigène, *nm*
carcinoma, *n* - carcinome, *nm*
cardiac catheterization, *n* - cathétérisme cardiaque, *nm*
cardiac monitor, *n* - moniteur cardiaque, *nm*
cardiac output, *n* - débit cardiaque, *nm*
cardiologist, *n* - cardiologue, *nm/nf*
cardiology, *n* - cardiologie, *nf*
cardiomegaly, *n* - cardiomégalie, *nf*
cardiomyopathy, *n* - cardiomyopathie, *nf*
cardiopulmonary resuscitation, *n* [CPR] - réanimation cardiopulmonaire, *nf*
cardiovascular, *adj* - cardiovasculaire, *adj*
cardioversion, *n* - cardioversion, *nf*
Cardizem, *n* - Tildiem, *nm*; diltiazem, *nm* → **diltiazem**
caries, *n* - carie, *nf* → **cavity**
carotid, *n* - carotide, *nf*
carotid artery, *n* - artère carotide, *nf*

carotid endarterectomy, *n* - endartériectomie carotidienne, *nf*
cartilage, *n* - cartilage, *nm*
cast (dental), *n* - moulage, *nm*
cast (orthopedic), *n* - plâtre, *nm*
cast removal, *n* - retrait de plâtre, *nm*
cataract, *n* - cataracte, *nm*
catecholamine, *n* - catécholamine, *nf*
catheter, *n* - cathéter, *nm*
catheter ablation, *n* - ablation de cathéter, *nf*
catheterization, *n* - cathetérisation, *nf*
cauterize, to, *v* - cautériser, *v*
cavity, *n* - carie, *nf*; cavité dentaire, *nf* → **caries**
CBC (complete blood count), *n* - hémogramme, *nm*; numération et formule sanguine, *nf* [NFS]
cecum, *n* - cæcum, *nm*
cefazolin, *n* - céfazoline, *nf* → **Ancef**
cefdinir, *n* - céfdinir, *nm*; Omnicef, *nm* → **Omnicef**
ceftriaxone, *n* - céftriaxone, *nf*; Rocéphine, *nf* → **Rocephin**
cellulitis, *n* - cellulite, *nf*
cement, *n* - amalgame, *nm*
cementum, *n* - cément, *nm*
centimeter, *n* - centimètre, *nm*
central incisor, *n* - incisive centrale, *nf*
central line, *n* - ligne centrale, *nf*
cephalexin, *n* - céphalexine, *nf*; Keflex, *nf* → **Keflex**
cephalhematoma, *n* - céphalhématome, *nm* → **cephalohematoma**
cephalohematoma, *n* - céphalhématome, *nm* → **cephalhematoma**

cephalosporin, n - céphalosporine, *nf*
ceramic, n/adj - céramique, *nf/adj*
cerclage, n - cerclage, *nm*
cerebellum, n - cervelet, *nm*
cerebral cortex, n - cortex cérébral, *nm*
cerebral palsy, n - infirmité motrice cérébrale, *nf*
cerebral vascular disease, n - maladie vasculaire cérébrale, *nf*
cerebrovascular accident, n [CVA] - accident vasculaire cérébral, *nm* [AVC] → **stroke**
Cerebyx, n - Prodilantin, *nm*; fosphénytoïne, *nf* → **fosphenytoin**
cervical (neck), adj - cervical(e), *adj*
cervical cancer, n - cancer du col utérin, *nm*
cervical vertebrae, n - vertèbres cervicales, *nf*
cervix (of uterus), n - col de l'utérus, *nm*
cesarean, n - césarienne, *nf* → **cesarean section**
cesarean section, n - césarienne, *nf* → **cesarean**
change in appetite, n - changement d'appétit, *nm*
change in bowel habits, n - changement des habitudes intestinales, *nm*
changes in bleeding, n - changement dans les saignements, *nm*
check-in, n - enregistrement, *nm*
cheek, n - joue, *nf*
chest, n - poitrine, *nf*
chest tube, n - drain thoracique, *nm*
chest X-ray, n - radiographie thoracique, *nf*
chew, to, v - mâcher, *v*

CHF (congestive heart failure), n - insuffisance cardiaque congestive, *nf* → **heart failure**
chicken pox, n - varicelle, *nf* → **varicella**
chief complaint, n - symptôme principal, *nm*
chikungunya, n - chikungunya, *nm*
child, n - enfant, *nm*
child abuse, n - maltraitance infantile, *nf*
child sexual abuse, n - abus sexuel sur mineur, *nm*
children, n - enfants, *n*
chin, n - menton, *nm*
chipped tooth, n - dent ébréchée, *nf*
chlamydia, n - chlamydia, *nf*
chlordiazepoxide, n - chlordiazépoxide, *nf*; Librium, *nf* → **Librium**
chlorhexidine, n - chlorhexidine, *nf*
chloroquine, n - chloroquine, *nf*
chlorpromazine, n - chlorpromazine, *nf*
cholangitis, n - cholangite, *nf*
cholecystitis, n - cholécystite, *nf*
cholelithiasis, n - calcul biliaire, *nm* → **gallstone**
cholera, n - choléra, *nm*
cholestasis, n - cholestase, *nf*
cholesterol, n - cholestérol, *nm*
cholinergic, n/adj - cholinergique, *nm/adj*
choriocarcinoma, n - choriocarcinome, *nm*
chorion, n - chorion, *nm*
chromosome, n - chromosome, *nm*
chronic, adj - chronique, *adj*
chronic disease, n - maladie chronique, *nf*

chronic obstructive pulmonary disease, *n* [COPD] - bronchopneumopathie chronique obstructive, *nf* [BPCO]
circulation, *n* - circulation, *nf*
circulatory support, *n* - assistance circulatoire, *nf*
circumcision, *n* - circoncision, *nf*
circumscribed, *adj* - circonscrit(e), *adj*
cirrhosis, *n* - cirrhose, *nf*
city, *n* - ville, *nf*
CK-MB (creatine kinase myocardial band), *n* - bande myocardique de la créatine kinase, *nf* [CK-MB]
claudication, *n* - claudication, *nf*
clavicle, *n* - clavicule, *nf*
clay-colored stool, *n* - selles décolorées, *nf*; selles couleur argile, *nf*
clean, *adj* - propre, *adj*
clean, to, *v* - nettoyer, *v*
clear mucus, *n* - mucus clair, *nm*
cleft palate, *n* - fente palatine, *nf*
clench, to, *v* - serrer, *v*
clinic, *n* - clinique, *nf*
clitoris, *n* - clitoris, *nm*
clonidine, *n* - clonidine, *nf*
close, *adj* - proche, *adj*
Clostridioides difficile, *n* - Clostridioides difficile, *nm*; Clostridium difficile, *nm*
clot, to, *v* - coaguler, *v*
clothing, *n* - vêtements, *nm*
club foot, *n* - pied bot varus équin, *nm* → **congenital talipes equinovarus**
clubbing of the fingers or toes, *n* - hippocratisme digital, *nm*
CMP (comprehensive metabolic panel), *n* - bilan métabolique complet, *nm*

CMV (Cytomegalovirus), *n* - cytomegalovirus, *nm* [CMV]
coagulation, *n* - coagulation, *nf*
coarse crackles, *n* - râles crépitants, *nm*
coat, *n* - blouse, *nf*
cocaine, *n* - cocaïne, *nf*
coccyx, *n* - coccyx, *nm*
codeine, *n* - codéine, *nf*
coffee, *n* - café, *nm*
Cogentin, *n* - Cogentin, *nf*; benztropine, *nf* → **benztropine**
cold, *adj* - froid, *adj*
colectomy, *n* - colectomie, *nf*
colicky pain, *n* - douleur colique, *nf*
colitis, *n* - colite, *nf*
colon, *n* - côlon, *nm*
colonoscopy, *n* - colonoscopie, *nf*; coloscopie, *nf*
color of stool, *n* - couleur des selles, *nf*
colposcopy, *n* - colposcopie, *nf*
come back, to, *v* - revenir, *v*
communicable disease, *n* - maladie contagieuse, *nf* → **contagious disease**
community-acquired pneumonia, *n* [CAP] - pneumonie communautaire, *nf*
company, *n* - entreprise, *nf*
complete abortion, *n* - avortement complet, *nm*
complete blood count, *n* [CBC] - hémogramme, *nm*; numération et formule sanguine, *nf* [NFS]
complex febrile seizure, *n* - convulsion fébrile complexe, *nf*
complicated pregnancy, *n* - grossesse compliquée, *nf*
complication, *n* - complication, *nf*
composite, *n* - composite, *nm*

comprehensive metabolic panel, n [CMP] - bilan métabolique complet, nm

computed tomography scan, n [CT scan] - tomodensitométrie, nf [TDM]; scanner, nm

concerning, adj - concernant, adj

concerning signs, n - signes préoccupants, nm

concussion, n - commotion cérébrale, nf

condenser, n - condenseur, nm

Condyloma acuminatum, n - condylomes acuminés, nm; verrues génitales, nf → **genital warts**

confirmed diagnosis, n - diagnostic confirmé, nm

confused, to be, v - être confus, v

confusion, n - confusion, nf

congenital anomaly, n - anomalie congénitale, nf

congenital cataract, n - cataracte congénitale, nf

congenital heart disease, n - cardiopathie congénitale, nf

congenital talipes equinovarus, n [CTEV] - pied bot varus équin, nm → **club foot**

congestive heart failure, n [CHF] - insuffisance cardiaque congestive, nf → **heart failure**

conjugated bilirubin, n - bilirubine conjuguée, nf

conjunctivitis, n - conjonctivite, nf; oeil rouge, nm → **pink eye**

conscious sedation, n - sédation consciente, nf

consent, n - consentement, nm

consent form, n - formulaire de consentement, nm

consolidation, n - condensation, nf

constipation, n - constipation, nf

contagious disease, n - maladie contagieuse, nf → **communicable disease**

contraction, n - contraction, nf

contraindication, n - contre-indication, nf

contrast, with, adj - avec produit de contraste, adj

Coomb's test, n - test de Coombs, nm

COPD (chronic obstructive pulmonary disease), n - bronchopneumopathie chronique obstructive, nf [BPCO]

cord prolapse, n - prolapsus du cordon, nm

core build up, n - restauration esthétique en composite, nf

coronal, adj - coronal(e), adj

coronary artery bypass graft, n [CABG] - pontage coronarien, nm; pontage aorto-coronarien, nm [PAC]

coronary heart disease, n - coronaropathie, nf

corpus callosum, n - corps calleux, nm

corpus luteum, n - corps jaune, nm; corps lutéal, nm

cortex, n - cortex, nm

corticosteroid, n - corticostéroïde, nm; corticoïde, nm

cortisol, n - cortisol, nm

cortisone, n - cortisone, nf

cotton pliers, n - pince Brucelle Meriam contre-coudée, nf

cotton roll, n - boule de coton, nf

cotton tip applicator, n - coton-tige jetable, nm

cough, n - toux, nf

cough drop, n - pastille pour la toux, nf

cough syrup, n - sirop pour la toux, nm

coughing up blood, *n* - hémoptysie, *nf* → **hemoptysis**
coumadin, *n* - Warfarine, *nm* → **Warfarin**
cousin, *n* - cousin(e), *n*
coxsackie virus, *n* - virus coxsackie, *nm*
CPR (cardiopulmonary resuscitation), *n* - réanimation cardiopulmonaire, *nf*
cracked tooth, *n* - dent fissurée, *nf*
crackles, *n* - crépitements, *nm*
cranium, *n* - crâne, *nm*
crazy, *adj* - fou, *nm*; folle, *nf*
cream, *n* - crème, *nf*
creatine kinase myocardial band, *n* **[CK-MB]** - bande myocardique de la créatine kinase, *nf* [CK-MB]
creatinine, *n* - créatinine, *nf*
critical pulmonary stenosis, *n* - sténose valvulaire pulmonaire critique, *nf*
croup, *n* - faux croup, *nm*; laryngotrachéite, *nf* → **laryngotracheobronchitis**
crown, *n* - couronne, *nf* → **cap; fixed partial denture**
crown rump length, *n* - longueur crânio-caudale, *nf*
cruise, *n* - croisière, *nf*
cryosurgery, *n* - cryochirurgie, *nf*
cryptorchidism, *n* - cryptorchidie, *nf* → **undescended testis**
CT scan (computed tomography scan), *n* - tomodensitométrie, *nf* [TDM]; scanner, *nm*
CTEV (congenital talipes equinovarus), *n* - pied bot varus équin, *nm* → **club foot**
culture, *n* - culture, *nf*
curettage, *n* - curetage, *nm*
curette, *n* - curette, *nf*

curing light, *n* - unité de photopolymérisation, *nf*
currant jelly stool, *n* - selles gelée de groseille, *nf*
cusp, *n* - tubercule, *nm*
cuspid, *n* - canine, *nf* → **canine**
customs, *n* - douane, *nf*
cut open, to, *v* - inciser, *v*
cut, to, *v* - couper, *v*
cutaneous, *adj* - cutané, *adj*
CVA (cerebrovascular accident), *n* - accident vasculaire cérébral, *nm* [AVC] → **stroke**
cyanosis, *n* - cyanose, *nf*
cyclobenzaprine, *n* - cyclobenzaprine, *nf*; Flexeril, *nm* → **Flexeril**
cyst, *n* - kyste, *nm*
cystadenoma, *n* - cystadénome, *nm*
cystic, *adj* - kystique, *adj*
cystic fibrosis, *n* - fibrose kystique, *nf*; mucoviscidose, *nf*
cystitis, *n* - cystite, *nf*
cystoscopy, *n* - cystoscopie, *nf*
cytology, *n* - cytologie, *nf*
Cytomegalovirus, *n* **[CMV]** - cytomegalovirus, *nm* [CMV]
Cytotec, *n* - Cytotec, *nm*; misoprostol, *nm* → **misoprostol**

D

dairy, *n* - produit laitier, *nm*
dark, *adj* - sombre, *adj*
date, *n* - date, *nf*
day, *n* - jour, *nm*
debridement, *n* - débridement, *nm*
Decadron, *n* - Decadron, *nm*; dexaméthasone, *nf* → **dexamethasone**
decaying tooth, *n* - dent cariée, *nf*
decongestant, *n* - décongestionnant, *nm*

decontamination, n - décontamination, nf
deep breath, n - respiration profonde, nf
deep breathing, n - respiration profonde, nf
deep cleaning, n - nettoyage en profondeur, nm
defecation, n - défécation, nf
defibrillation, n - défibrillation, nf
defibrillator, n - défibrillateur, nm
deficiency, n - déficience, nf
dehiscence, n - déhiscence, nf
dehydrated, adj - déshydraté(e), adj
dehydration, n - déshydratation, nf
delayed, adj - retardé(e), adj
delirium, n - délire, nm
delirium tremens, n - délirium tremens, nm
delivery, n - accouchement, nm
delivery room, n - salle d'accouchement, nf
deltoid, n - deltoïde, nm
delusional disorder, n - trouble délirant, nm
dementia, n - démence, nf
dendrite, n - dendrite, nf
dengue, n - dengue, nf
dengue fever, n - fièvre dengue, nf; dengue, nf → **dengue**
dental abrasion, n - abrasion dentaire, nf
dental erosion, n - érosion dentaire, nf
dental hygienist, n - hygiéniste dentaire, n
dental implant, n - implant dentaire, nm
dental impression, n - empreinte dentaire, nf
dental plaque, n - plaque dentaire, nf

dentin, n - dentine, nf
dentist, n - dentiste, nm
dentistry, n - dentisterie, nf
dentition, n - dentition, nf
dentures, n - dentier, nm; prothèses dentaires, nf
Depakote, n - Dépakine, nf; divalproate de sodium, nm → **valproic acid**
dependence, n - addiction, nf; toxicomanie, nf; conduites addictives, nf → **drug addiction**
depth, n - profondeur, nf
dermatitis, n - dermatite, nf
dermatologist, n - dermatologue, nm
dermatology, n - dermatologie, nf
desensitizer, n - solution désensibilisante, nf
dessert, n - dessert, nm
detoxification, n - désintoxication, nf
dexamethasone, n - dexaméthasone, nf; Decadron, nm → **Decadron**
dexmedetomidine, n - dexmédétomidine, nf; Dexdor, nm → **Precedex**
dextrocardia, n - dextrocardie, nf
diabetes, n - diabète, nm
diabetes screen, n - dépistage du diabète, nm
diabetic ketoacidosis, n [DKA] - acidocétose diabétique, nf
diagnose, to, v - diagnostiquer, v
diagnosis, n - diagnostic, nm
diamond burr, n - fraises diamantées, nf
diaper, n - couche, nf
diaphoresis, n - diaphorèse, nf
diaphragm, n - diaphragme, nm

diaphragmatic hernia, *n* - hernie diaphragmatique, *nf*
diaphysis, *n* - diaphyse, *nf*
diarrhea, *n* - diarrhée, *nf*
diastole, *n* - diastole, *nf*
diastolic, *adj* - diastolique, *adj*
diastolic blood pressure, *n* - pression artérielle diastolique, *nf*
diazepam, *n* - diazépam, *nm*; Valium, *nm* → **Valium**
dicloxacillin, *n* - dicloxacilline, *nf*
dicyclomine, *n* - dicyclovérine, *nf* → **Bentyl**
die, to, *v* - mourir, *v*
diet (what one eats), *n* - régime alimentaire, *nm*
dietary supplement, *n* - complément alimentaire, *nm*
dietitian, *n* - diététicien(ne), *n*
difficult, *adj* - difficile, *adj*
difficulty breathing, *n* - difficulté à respirer, *nf*; dyspnée, *nf* → **dyspnea**
difficulty breathing when lying down, *n* - difficulté à respirer en position couchée, *nf*; orthopnée, *nf* → **orthopnea**
difficulty speaking, *n* - difficulté à parler, *nf*
difficulty swallowing, *n* - difficulté à avaler, *nf*; dysphagie, *nf* → **dysphagia**
difficulty swallowing liquids/solids, *n* - avoir du mal à avaler des liquides/solides, *v*
difficulty talking, *n* - difficulté de parler, *nf*
diffusing capacity of lungs, *n* - capacité de diffusion pulmonaire, *nf*
digest, to, *v* - digérer, *v*
digital rectal exam, *n* - toucher rectal, *nm*

dilatation, *n* - dilatation, *nf*
dilation and curettage, *n* - dilatation et curetage, *nf*
Dilaudid, *n* - Dilaudid, *nm*; hydromorphone, *nf* → **hydromorphone**
diltiazem, *n* - diltiazem, *nm*; Tildiem, *nm* → **Cardizem**
dinner, *n* - dîner, *nm*
diphtheria, *n* - diphtérie, *nf*
diplopia, *n* - diplopie, *nf*; vision double, *nf* → **double vision**
Diprivan, *n* - Diprivan, *nm*; propofol, *nm* → **propofol**
dirty, *adj* - sale, *adj*
disabled, *adj* - handicapé, *adj*
discharge (leaving the hospital), *n* - sortie, *nf*
discharged from the hospital, *adj* - libéré de l'hôpital, *adj*
disease, *n* - maladie, *nf*
disimpaction, *n* - désimpaction, *nf*
disinfectant, *n* - désinfectant, *nm*
disorientation, *n* - désorientation, *nf*
disoriented, *adj* - désorienté, *adj*
disposable, *adj* - jetable, *adj*
disseminated, *adj* - disséminé(e), *adj*
distal, *adj* - distal(e), *adj*
distensibility of lungs, *n* - compliance pulmonaire, *nf*
distribution, *n* - distribution, *nf*
diuresis, *n* - diurèse, *nf*
diuretic, *n/adj* - diurétique, *adj* → **water pill**
diverticulitis, *n* - diverticulite, *nf*
diverticulosis, *n* - diverticulose, *nf*
dizziness, *n* - vertige, *nm*
DKA (diabetic ketoacidosis), *n* - acidocétose diabétique, *nf*
dobutamine, *n* - dobutamine, *nf*

doctor, n - médecin, nm
Doctors Without Borders, n - Médecins Sans Frontières, nm
domestic violence, n - violence domestique, nf
dopamine, n - dopamine, nf
dopamine-norepinephrine reuptake inhibitor, n - inhibiteur de la recapture de la dopamine et de la noradrénaline, nm
dorsal, adj - dorsal(e), adj
dorsalis pedis artery, n - artère pédieuse, nf
dose, n - dose, nf
double bed, n - lit-double, nm
double bubble sign, n - signe de la double bulle, nm
double vision, n - vision double, nf; diplopie, nf → **diplopia**
Down syndrome, n - syndrome de Down, nm; trisomie 21, nf → **trisomy 21**
downtown, n - centre ville, nm
doxycycline, n - doxycycline, nf
drain, n - drain, nm
drain, to, v - drainer, v
drainage, n - drainage, nm
dressing, n - pansement, nm
drooping mouth, n - affaissement de la bouche, nm
droperidol, n - dropéridol, nm; Droleptan, nm → **Inapsine**
drown, to, v - noyer, se, v
drug abuse, n - abus de drogue, nm
drug addict, n - toxicomane, nm; drogué(e), nm/nf
drug addiction, n - toxicomanie, nf; addiction, nf; conduites addictives, nf → **dependence**
drug dependence, n - dépendance à la drogue, nf
drunk, adj - ivre, adj

dry, adj - sec, adj
dry mouth, n - xérostomie, nf; bouche sèche, nf; sécheresse de la bouche, nf
dry socket, n - ostéite alvéolaire, nf → **alveolar osteitis**
duct, n - conduit, nm
due date, n - date du terme, nf
dull pain, n - douleur sourde, nf
dull to percussion, adj - mats à la percussion, adj
dullness at the lung bases, n - matité des bases pulmonaires, nf
dullness to percussion, n - matité à la percussion, nf
duodenum, n - duodénum, nm
dysfunctional uterine bleeding, n - saignements utérins anormaux, nm
dysmenorrhea, n - dysménorrhée, nf
dysmetria, n - dysmétrie, nf
dyspareunia, n - dyspareunie, nf; douleurs lors des relations sexuelles, nf → **painful intercourse**
dysphagia, n - dysphagie, nf; difficulté à avaler, nf → **difficulty swallowing**
dyspnea, n - difficulté à respirer, nf; dyspnée, nf → **difficulty breathing**
dysuria, n - dysurie, nf

E

ear, n - oreille, nf
early deceleration, n - décélération précoce, nf
east west elevator, n - élévateur manche à droite ou à gauche, nm
easy, adj - facile, adj
Ebstein anomaly, n - malformation d'Ebstein, nf
ecchymosis, n - ecchymose, nf

ECG (electrocardiogram), n - électrocardiogramme, *nm* [ECG]
echocardiogram, n - échocardiographie, *nf*
eclampsia, n - éclampsie, *nf*
economy class, n - classe économique, *nf*
ecstasy, n - méthylènedioxy-méthamphétamine, *nf* [MDMA] → **methylenedioxymethamphetamine**
ectopic, adj - ectopique, *adj*
ectopic pregnancy, n - grossesse extra-utérine, *nf* [GEU]
eczema, n - eczema, *nm* → **atopic dermatitis**
edema, n - œdème, *nm*
edema in the face, n - œdème du visage, *nm*
edema in the limbs, n - œdème des membres, *nm*
EF (ejection fraction), n - fraction d'éjection, *nf*
EFM (electronic fetal monitoring), n - cardio-tocographie en continu, *nf* [CTG]
egghorn burnisher, n - brunissoir en forme de chapeau chinois, *nm*
egophony, n - égophonie, *nf*
ejection fraction, n [EF] - fraction d'éjection, *nf*
elbow, n - coude, *nm*
electrical generator, n - générateur électrique, *nm*
electricity, n - électricité, *nf*
electrocardiogram, n [ECG] - électrocardiogramme, *nm* [ECG]
electrolyte, n - électrolyte, *nm*
electronic fetal monitoring, n [EFM] - cardiotocographie en continu, *nf* [CTG]
elephantiasis, n - éléphantiasis, *nm*
elevated ck, n - hyperckémie, *nm*
elevator, n - élévateur, *nm*
embolus, n - embole, *nm*; embolus, *nm*
embryo, n - embryon, *nm*
emergence, n - réveil, *nm*
emergency medicine doctor, n - docteur(e) en médecine d'urgence, *n*; urgentiste, *n*
emotional lability, n - labilité émotionnelle, *nf*
emphysema, n - emphysème, *nm*
empty, adj - vide, *adj*
empyema, n - empyème, *nm*
enamel, n - émail, *nm*
enamel hypoplasia, n - hypoplasie de l'émail, *nf*
endarterectomy, n - endartériectomie, *nf*
endarteritis, n - endartérite, *nf*
endocarditis, n - endocardite, *nf*
endocardium, n - endocarde, *nm*
endocrinologist, n - endocrinologue, *n*
endodontist, n - endodentiste, *nm*
endometrial biopsy, n - biopsie de l'endomètre, *nf*
endometrial carcinoma, n - carcinome de l'endomètre, *nm*
endometrioma, n - endométriome, *nm*
endometriosis, n - endométriose, *nf*
endometritis, n - endométrite, *nf*
endometrium, n - endomètre, *nm*
endoscopic procedure, n - procédure endoscopique, *nf*
enema, n - lavement, *nm*
enlarged lymph nodes, n - ganglions lymphatiques gonflés, *nm*
enoxaparin, n - énoxaparine, *nf*; Lovenox, *nm* → **Lovenox**

Entamoeba histolytica, n - Entamoeba histolytica, *nf*
enteritis, n - entérite, *nf*
enterobiasis, n - entérobiase, *nf*; oxyurose, *nf* → **pinworm**
enterocolitis, n - entérocolite, *nf*
epidemic, n - épidémie, *nf*
epidermis, n - épiderme, *nm*
epidural, n - péridurale, *nf*
epidural catheter, n - cathéter péridural, *nm*
epigastrium, n - épigastre, *nm*
epiglottis, n - épiglotte, *nm*
epiglottitis, n - épiglottite, *nf*
epilepsy, n - épilepsie, *nf*
epinephrine, n - épinéphrine, *nf*; EpiPen, *nf*; adrénaline, *nf* → **EpiPen; Adrenalin**
EpiPen, n - EpiPen, *nf*; épinéphrine, *nf*; adrénaline, *nf* → **epinephrine; Adrenalin**
episiotomy, n - épisiotomie, *nf*
epistaxis, n - épistaxis, *nm*
erysipelas, n - érysipèle, *nm*
erythema, n - érythème, *nm*
erythema infectiosum, n - cinquième maladie, *nf*; mégalérythème épidémique, *nm*; érythème infectieux aigu, *nm*; syndrome des joues giflées → **fifth disease**
erythema migrans, n - érythème migrant, *nm*
Escherichia coli, n - Escherichia coli, *nm*; colibacille, *nm*
esmolol, n - esmolol, *nm*; Brevibloc, *nf* → **Brevibloc**
esomeprazole, n - ésoméprazole, *nm*; Inexium, *nm* → **Nexium**
esophageal atresia, n - atrésie de l'oesophage, *nf*
esophagus, n - œsophage, *nm*

estrogen, n - œstrogène, *nm*; Premarin, *nm* → **Premarin**
etch, n - gel de mordançage, *nm*
etomidate, n - etomidate, *nm*; Hypnomidate, *nf* → **Amidate**
Ewing sarcoma, n - sarcome d'Ewing, *nm*
exacerbation, n - exacerbation, *nf*
exanthem, n - exanthème, *nm*
excess baggage, n - excédent de bagages, *nm*
excessive appetite, n - appétit en excès, *nm*
exchange transfusion, n - exsanguino-transfusion, *nf*
excursion, n - excursion, *nf*
exercise, n - exercice, *nm*
exhale, to, v - expirer, *v*
exomphalos, n - omphalocèle, *nf*
exostosis, n - exostose osseuse dentaire, *nf*; torus, *nm* → **tori**
expanded lung fields, n - champs pulmonaires élargis, *nm*
expansion of the lungs, n - distension des poumons, *nf*
expectorant, n - expectorant, *nm*
expired, adj - expiré, *adj*
explorer, n - explorateur, *nm*
exsanguinate, to, v - exsanguer, *v*
external jugular vein, n - veine jugulaire externe, *nf*
extract a tooth, to, v - arracher une dent, *v* → **pull a tooth, to**
extraction, n - extraction, *nf*
extrauterine, adj - extra-utérin(e), *adj*
extreme pain, n - douleur extrême, *nf*
extubate, to, v - extuber, *v*
extubation, n - extubation, *nm*
exudate, n - exsudat, *nm*
eye, n - œil, *nm*

eye protection, *n* - lunettes de protection, *nf*
eyes, *n* - yeux, *nm*

F

face, *n* - visage, *nm*
facial numbness, *n* - engourdissement du visage, *nm*
failure to thrive, *n* - retard de croissance, *nm*
faint, to, *v* - évanouir (s'), *v*
fall, to, *v* - tomber, *v*
fallopian tube, *n* - trompe de Fallope, *nf*
false tooth, *n* - fausse dent, *nf*
family practice, *n* - médecine générale, *nf*
far, *adj* - loin, *adj*
fast breathing, *n* - respiration rapide, *nf*; tachypnée, *nf* → **tachypnea**
fast heart rate, *n* - tachycardie, *nf* → **tachycardia**
fast, to, *v* - jeûner, *v*
fasting blood glucose, *n* - glycémie à jeun, *nf*
fat, *n* - graisse, *nf*
fatal epidemic, *n* - épidémie fatale, *nf*
father, *n* - père, *nm*
father-in-law, *n* - beau-père, *nm*
febrile, *adj* - fébrile, *adj*
febrile child, *n* - enfant fiévreux, *nm*
febrile convulsion, *n* - convulsions fébriles, *nf*
febrile infant, *n* - bébé fiévreux, *nm*
febrile seizure, *n* - convulsions fébriles, *nf*
fecal disimpaction, *n* - désimpaction fécale, *nf*
fecal incontinence, *n* - incontinence fécale, *nf*
fecal occult blood test, *n* - test hémoccult, *nm*; recherche de sang occulte dans les selles, *nf*
feces, *n* - matières fécales, *nf*; selles, *nf*; fèces, *nf*
feed, to, *v* - nourrir, *v*
female partner, *n* - partenaire féminine, *nf*
femoral artery, *n* - artère fémorale, *nf*
femoral vein, *n* - veine fémorale, *nf*
femur, *n* - fémur, *nm*
fentanyl, *n* - fentanyl, *nm*; Sublimaze, *nf* → **Sublimaze**
fetal abnormality, *n* - anomalie fœtale, *nf*
fetal alcohol syndrome, *n* - syndrome alcoolique fétal, *nm*
fetal growth, *n* - croissance fœtale, *nf*
fetal ultrasound, *n* - échographie fœtale, *nf*
FEV1 (forced expiratory volume in one second), *n* - volume expiratoire maximal par seconde, *nm* [VEMS]
fibrinolysis, *n* - fibrinolyse, *nf*
fibroscope, *n* - fibroscope, *nm*
fibula, *n* - fibula, *nm*; péroné, *nm*
fifth disease, *n* - mégalérythème épidémique, *nm*; cinquième maladie, *nf*; érythème infectieux aigu, *nm*; syndrome des joues giflées → **erythema infectiosum**
file, *n* - lime endodontique, *nf*
filling, *n* - obturation, *nf*; restauration dentaire, *nf*
finger, *n* - doigt, *nm*
fingernail, *n* - ongle du doigt, *nm*
Fioricet, *n* - Fioricet, *nm*; butalbital/acétaminophène/caféine, *nm/nm/nf* → **butalbital/acetaminophen/caffeine**
first class, *n* - première classe, *nf*

first degree heart block, *n* - bloc atrio-ventriculaire de premier degré, *nm*

fissure, *n* - fissure, *nf*

fistula, *n* - fistule, *nf*

fixed partial denture, *n* - couronne, *nf* → **crown; cap**

flank pain, *n* - douleur au flanc, *nf*

flattened diaphragm, *n* - diaphragme applati, *nm*

flatulence, *n* - flatulence, *nf*; gaz, *nm*

Flexeril, *n* - Flexeril, *nm*; cyclobenzaprine, *nf* → **cyclobenzaprine**

flight, *n* - vol, *nm*

floor of mouth, *n* - plancher de la bouche, *nm*

floss, to, *v* - utiliser la soie dentaire, *v*

flowable composite, *n* - composite fluide, *nm*

flu, *n* - grippe, *nf*

fluid, *n* - fluide, *nm*

fluid retention, *n* - rétention des liquides, *nf*

fluid wave, *n* - signe du flot, *nm*

fluoride, *n* - fluorure, *nm*

fluticasone/salmeterol, *n* - fluticasone/salmétérol, *nm*; Advair, *nm* → **Advair**

foley catheter insertion, *n* - insertion d'un cathéter de Foley, *nf*

folic acid, *n* - acide folique, *nm*

follicle, *n* - follicule, *nm*

follicular, *adj* - folliculaire, *adj*

folliculitis, *n* - folliculite, *nf*

follow up, *n* - suivi, *nm*

fomepizole, *n* - fomépizole, *nm*; Antizole, *nm* → **Antizole**

fontanel, *n* - fontanelle, *nf*

foot, *n* - pied, *nm*

forced expiratory volume in one second, *n* [FEV1] - volume expiratoire maximal par seconde, *nm* [VEMS]

forceps, *n* - forceps, *nm*

forearm, *n* - avant-bras, *nm*

forehead, *n* - front, *nm*

foreign body, *n* - corps étranger, *nm*

foreign body aspiration, *n* - aspiration de corps étranger, *nf*

fosphenytoin, *n* - fosphénytoïne, *nf*; Prodilantin, *nm* → **Cerebyx**

fracture, *n* - fracture, *nf*

fracture detector, *n* - instrument de détection de fracture, *nm*; tooth slooth, *nm* → **tooth slooth**

free (no cost), *adj* - gratuit, *adj*

frequent traveller points/miles, *n* - points de fidélité, *nm*

friend, *n* - ami(e), *n*

front tooth, *n* - dent de devant, *nf*

fruit, *n* - fruit, *nm*

full (after eating), *adj* - avoir bien mangé, *v*; être rassasié, *v*

full term, *adj* - à terme, *nm*

fully recovered, *adj* - récupéré complètement, *adj*

fungus, *n* - champignon, *nm*

furosemide, *n* - furosémide, *nm*; Lasilix, *nm* → **Lasix**

G

G6PD deficiency, *n* - déficit en G6PD, *nm*

gag reflex, *n* - réflexe nauséeux, *nm*

gain weight, to, *v* - grossir, *v*; prendre du poids, *v*

galactorrhea, *n* - galactorrhée, *nf*

gallbladder, *n* - vésicule biliaire, *nf*

gallop, *n* - galop, *nm*

gallstone, *n* - calcul biliaire, *nm* → **cholelithiasis**

gap between teeth, *n* - écartement entre deux dents, *nm*
gas, *n* - gaz, *nm*
gastric, *adj* - gastrique, *adj*
gastric acid, *n* - acide gastrique, *nm*
gastroenteritis, *n* - gastro-entérite, *nf*
gastroenterologist, *n* - gastroentérologue, *n*
gastroenterology, *n* - gastro-entérologie
gastroesophageal reflux disease, *n* **[GERD]** - reflux gastro-œsophagien, *nm* [RGO]
gastroschisis, *n* - gastroschisis, *nm*; laparoschisis, *nf*
gauze, *n* - compresse, *nf*; gaze, *nf*
gender, *n* - sexe, *nm*
gene, *n* - gène, *nm*
genetic disease, *n* - maladie génétique, *nf*
genital, *adj* - génital(e), *adj*
genital herpes, *n* - herpès génital, *nm*
genital warts, *n* - verrues génitales, *nf*
genitalia, *n* - organe génital, *nm*
genitals, *n* - organes génitaux, *nm*
gentamicin, *n* - gentamicine, *nf*
GERD (gastroesophageal reflux disease), *n* - reflux gastro-œsophagien, *nm* [RGO]
geriatric, *adj* - gériatrique, *adj*
gestational age, *n* - âge gestationnel, *nm*
gestational diabetes, *n* - diabète gestationnel, *nm*
Giardia lamblia, *n* - Giardia lamblia, *nf*
gingiva, *n* - gencives, *nf* → **gums**
gingival, *adj* - gingival(e), *adj*

gingival recession, *n* - récession gingivale, *nf*; récession parodontale, *nf*
gingivitis, *n* - gingivite, *nf*
girl, *n* - fille, *nf*
girlfriend, *n* - petite amie, *nf*; copine, *nf*
give a medication, to, *v* - donner un médicament, *v*
gland, *n* - glande, *nf*
glass ionomer, *n* - verre ionomère, *nm*
glick, *n* - spatule de restauration, *nf*
glomerulonephritis, *n* - glomérulonéphrite, *nf*
glossitis, *n* - glossite, *nf*
glove(s), *n* - gant(s), *nm*
GlucaGen, *n* - GlucaGen, *nm*; glucagon, *nm* → **glucagon**
glucagon, *n* - glucagon, *nm*; GlucaGen, *nm* → **GlucaGen**
glucose, *n* - glucose, *nm*
glycogen, *n* - glycogène, *nm*
glycopyrrolate, *n* - bromure de glycopyrronium, *nm*
glycosuria, *n* - glycosurie, *nf*
goal, *n* - objectif, *nm*
godfather, *n* - parrain, *nm*
godmother, *n* - marraine, *nf*
gold, *n* - or, *nm*
gonorrhea, *n* - blennorragie, *nf*; gonorrhée, *nf*
good, *adj* - bien, *adj*
gown, *n* - blouse, *nf*
gradually, *adv* - progressivement, *adv*
Gram negative, *n* - Gram négatif, *adj*
Gram positive, *n* - Gram positif, *adj*
gram stain, *n* - coloration de gram, *nf*
grandfather, *n* - grand-père, *nm*

grandmother, *n* - grand-mère, *nf*
green mucus, *n* - mucus vert, *nm*
grinding, *n* - bruxisme, *nm*
groin, *n* - aine, *nf*
group B strep screen, *n* - dépistage des streptocoques du groupe B, *nm*
group B streptococcal infection, *n* - infection streptococcique du groupe B, *nf*
growth, *n* - croissance, *nf*
growth hormone deficiency, *n* - déficit en hormone de croissance, *nm*
guarding, *n* - défense, *nf*
guest, *n* - client, *nm*
guesthouse, *n* - maison d'hôte, *nf*
guided tour, *n* - visite guidée, *nf*
gum surgery, *n* - chirurgie gingivale, *nf*
gums, *n* - gencives, *nf*
gutta percha, *n* - gutta percha, *nf*
gynecologic, *adj* - gynécologique, *adj*
gynecologist, *n* - gynécologue, *n*
gynecomastia, *n* - gynécomastie, *nf*

H

Haemophilus influenzae, *n* - Haemophilus influenzæ, *nm*
hair, *n* - cheveux, *nm*
hair tourniquet, *n* - syndrome du tourniquet, *nm*; cheveu étrangleur, *nm*
Haldol, *n* - Haldol, *nm*; halopéridol, *nm* → **haloperidol**
half-brother, *n* - demi-frère, *nm*
half-sister, *n* - demi-soeur, *nf*
halitosis, *n* - halitose, *nf*; mauvaise haleine, *nf* → **bad breath**
hallucination, *n* - hallucination, *nf*
hallucinogen, *n* - hallucinogène, *nm*
haloperidol, *n* - halopéridol, *nm*; Haldol, *nm* → **Haldol**
hand, *n* - main, *nf*
hand file, *n* - lime mécanique endodontique, *nf*
hand foot and mouth disease, *n* - maladie mains-pieds-bouche, *nf*
HAP (hospital-acquired pneumonia), *n* - pneumonie nosocomiale, *nf* → **nosocomial pneumonia**
hard foods, *n* - aliments durs, *nm*
hard palate, *n* - palais dur, *nm*
hat, *n* - chapeau, *nm*
have a fever, to, *v* - avoir de la fièvre, *v*
head, *n* - tête, *nf*
headache, *n* - mal de tête, *nm*
health, *n* - santé, *nf*
healthcare personnel, *n* - personnel de santé, *nm*
healthy, *adj* - en bonne santé, *adj*
hear, to, *v* - entendre, *v*
heart, *n* - coeur, *nm*
heart attack, *n* - crise cardiaque, *nf*; infarctus du myocarde, *nm* → **myocardial infarction**
heart block, *n* - bloc atrio-ventriculaire, *nm*
heart failure, *n* - insuffisance cardiaque, *nf*; insuffisance cardiaque congestive, *nf* → **congestive heart failure**
heart murmur, *n* - souffle cardiaque, *nm*
heart rate, *n* - fréquence cardiaque, *nf*
heart surgery, *n* - chirurgie cardiaque, *nf*
heart transplant, *n* - transplantation cardiaque, *nf*
heart valve repair, *n* - réparation de valvule cardiaque, *nf*

heart valve replacement, *n* - remplacement valvulaire, *nm*

heartburn, *n* - brûlures d'estomac, *nf*; pyrosis, *nm*

heat, *n* - chaleur, *nf*

heat source, *n* - source de chaleur, *nf*

heavy, *adj* - lourd(e), *adj*

heavy menstruation, *n* - menstruations abondantes, *nf*; ménorragie, *nf* → **menorrhagia**

heel, *n* - talon, *nm*

HELLP syndrome (hemolysis elevated liver enzymes low platelets syndrome), *n* - hémolyse, élévation des enzymes hépatiques, thrombopénie, *nf* [HELLP]

helminth, *n* - helminthe, *nm*

helminthiasis, *n* - helminthiase, *nf*

Hemabate, *n* - Hemabate, *nm*; trométhamine de carboprost, *nm* → **carboprost tromethamine**

hematemesis, *n* - hématémèse, *nf* → **vomiting blood**

hematochezia, *n* - hématochézie, *nf* → **blood in stool**

hematocolpos, *n* - hématocolpos, *nm*

hematologic, *adj* - hématologique, *adj*

hematologist, *n* - hématologue, *n*

hematoma, *n* - hématome, *nm*

hematopoiesis, *n* - hématopoïèse, *nf*

hemoconcentration, *n* - hémoconcentration, *nf*

hemodialysis, *n* - hémodialyse, *nf*

hemodilution, *n* - hémodilution, *nf*

hemoglobin, *n* - hémoglobine, *nf*

hemolysis, *n* - hémolyse, *nf*

hemolysis elevated liver enzymes low platelets syndrome, *n* [HELLP syndrome] - hémolyse, élévation des enzymes hépatiques, thrombopénie, *nf* [HELLP]

hemolytic disease of the newborn, *n* - maladie hémolytique du nouveau-né, *nf*

hemolytic uremic syndrome, *n* [HUS] - syndrome hémolytique et urémique, *nm* [SHU]

hemophilia, *n* - hémophilie, *nf*

hemoptysis, *n* - hémoptysie, *nf*

hemorrhage, *n* - hémorragie, *nf*

hemorrhagic diathesis, *n* - diathèse hémorragique, *nf*

hemorrhoid, *n* - hémorroïde, *nf*

hemostat, *n* - pince hémostatique, *nf*

hemostatic agent, *n* - agent hémostatique, *nm*

hemothorax, *n* - hémothorax, *nm*

Henoch-Schönlein purpura, *n* [HSP] - purpura rhumatoïde de Henoch Schönlein, *nm*

heparin, *n* - héparine, *nf*

hepatitis, *n* - hépatite, *nf*

hepatomegaly, *n* - hépatomégalie, *nf*

hepatotoxic, *n* - hépatotoxique, *nm*

hereditary, *adj* - héréditaire, *adj*

hereditary spherocytosis, *n* - sphérocytose héréditaire, *nf*

hernia, *n* - hernie, *nf*

herniorrhaphy, *n* - herniorraphie, *nf*

heroin, *n* - héroïne, *nf*

herpangina, *n* - herpangine, *nf*

herpes, *n* - herpès, *nm*

herpes simplex, *n* - herpès simplex, *nm*

herpes zoster, *n* - zona, *nm*; herpès zoster, *nm* → **shingles**

herpetic whitlow, *n* - panaris herpétique, *nm*
herpetiform, *adj* - herpétiforme, *adj*
heterosexual, *adj* - hétérosexuel, *adj*
hiatus, *n* - hiatus, *nm*
hiccups, *n* - hoquet, *nm*; myoclonie phrénoglottique, *nf*
hidradenitis suppurativa, *n* - hidradénite suppurée, *nf*
high blood pressure, *n* - hypertension arterielle, *nf* → **hypertension**
high speed handpiece, *n* - pièce à main haute vitesse, *nf*
high speed suction, *n* - aspiration haute vitesse, *nf*
high-risk pregnancy, *n* - grossesse à risque, *nf*
highway, *n* - autoroute, *nf*
hilum, *n* - hile, *nm*
hip, *n* - hanche, *nf*
Hirschsprung disease, *n* - maladie de Hirschsprung, *nf*
histology, *n* - histologie, *nf*
histopathology, *n* - histopathologie, *nf*
histoplasmosis, *n* - histoplasmose, *nf*
history of present illness, *n* [HPI] - histoire de la maladie actuelle, *nf*
HIV (human immunodeficiency virus), *n* - virus de l'immunodéficience humaine, *nm* [VIH]
hives, *n* - urticaire, *nf*
hoarseness, *n* - enrouement, *nm*
hole, *n* - trou, *nm*
home birth, *n* - accouchement à domicile, *nm*
hookworm, *n* - ankylostome, *nm*
hormonal replacement therapy, *n* - substitution hormonale, *nf*
hormones, *n* - hormones, *nf*

hospital, *n* - hôpital, *nm*
hospital-acquired pneumonia, *n* [HAP] - pneumonie nosocomiale, *nf* → **nosocomial pneumonia**
hostel, *n* - hôtel, *nm*; auberge de jeunesse, *nf*
hot, *adj* - chaud, *adj*
hotel, *n* - hôtel, *nm*
HPI (history of present illness), *n* - histoire de la maladie actuelle, *nf*
HPV (human papillomavirus), *n* - papillomavirus humain, *nm* [HPV]
HSP (Henoch-Schönlein purpura), *n* - purpura rhumatoïde de Henoch Schönlein, *nm*
human immunodeficiency virus, *n* [HIV] - virus de l'immunodéficience humaine, *nm* [VIH]
human papillomavirus, *n* [HPV] - papillomavirus humain, *nm* [HPV]
humerus, *n* - humérus, *nm*
humidified air, *n* - air humidifié, *nm*
hungry, *adj* - avoir faim, *v*
hungry, to be, *v* - avoir faim, *v*
HUS (hemolytic uremic syndrome), *n* - syndrome hémolytique et urémique, *nm* [SHU]
husband, *n* - mari, *nm*
hydrocele, *n* - hydrocèle, *nf*
hydrocephalus, *n* - hydrocéphalie, *nf*
hydrocodone, *n* - hydrocodone, *nf*
hydrocodone/acetaminophen, *n* - hydrocodone/paracétamol, *nf/nm*; Norco, *nm* → **Norco**
hydrocortisone, *n* - hydrocortisone, *nf*; Solu-Cortef, *nm* → **Solu-Cortef**
hydromorphone, *n* - hydromorphone, *nf*; Dilaudid, *nm* → **Dilaudid**

hydroxyzine, *n* - hydroxyzine, *nf*; Atarax, *nm* → **Vistaril**
hygiene, *n* - hygiène, *nf*
hymen, *n* - hymen, *nm*
hyoscyamine, *n* - hyoscyamine, *nf*; Levsin, *nm* → **Levsin**
hyperbilirubinemia, *n* - hyperbilirubinémie, *nf*
hypercalcemia, *n* - hypercalcémie, *nf*
hypercapnia, *n* - hypercapnie, *nf*
hyperemesis gravidarum, *n* - hyperémèse gravidique, *nf*
hypereosinophilia, *n* - hyperéosinophilie, *nf*
hyperkalemia, *n* - hyperkaliémie, *nf*
hyperlipidemia, *n* - hyperlipémie, *nf*
hypernatremia, *n* - hypernatrémie, *nf*
hypertension, *n* - hypertension arterielle, *nf* → **high blood pressure**
hypertensive heart disease, *n* - cardiopathie hypertensive, *nf*
hyperthermia, *n* - hyperthermie, *nf*
hyperthyroidism, *n* - hyperthyroïdie, *nf*
hypertrophy, *n* - hypertrophie, *nf*
hyperventilation, *n* - hyperventilation, *nf*
hypervolemia, *n* - hypervolémie, *nf*
hypervolemic, *adj* - hypervolémique, *adj*
hypoglycemia, *n* - hypoglycémie, *nf*
hypoglycemic, *adj* - hypoglycémiant, *adj*
hypokalemia, *n* - hypokaliémie, *nf*
hyponatremia, *n* - hyponatrémie, *nf*
hypoperfusion, *n* - hypoperfusion, *nf*
hypopituitarism, *n* - hypopituitarisme, *nm*

hypoplastic left heart, *n* - hypoplasie du cœur gauche, *nf*
hypospadias, *n* - hypospadias, *nm*
hypotension, *n* - hypotension, *nf* → **low blood pressure**
hypothalamus, *n* - hypothalamus, *nm*
hypothermia, *n* - hypothermie, *nf*
hypothyroidism, *n* - hypothyroïdie, *nf*
hypotonia, *n* - hypotonie, *nf*; tonus musculaire faible, *nm* → **weak muscular tone**
hypovolemia, *n* - hypovolémie, *nf*
hypovolemic, *adj* - hypovolémique, *adj*
hypoxia, *n* - hypoxie, *nf*
hypoxic, *adj* - hypoxique, *adj*
hysterectomy, *n* - hystérectomie, *nf*
hysterical, *adj* - hystérique, *nf*

I

iatrogenic, *adj* - iatrogène, *adj*
IBD (inflammatory bowel disease), *n* - maladie inflammatoire chronique de l'intestin, *nf* [MICI]
IBS (irritable bowel syndrome), *n* - syndrome du côlon irritable, *nm*
ibuprofen, *n* - ibuprofène, *nm*
ICD (implantable cardioverter defibrillator), *n* - défibrillateur automatique implantable, *nm* [DAI] → **automated implantable cardioverter defibrillator**
ice, *n* - glace, *nf*
icterus, *n* - ictère, *nm*
ID (identification card), *n* - carte d'identité, *nf*
identical twins, *n* - jumeaux/jumelles identiques, *nm/nf*; jumeaux/jumelles monozygotes, *nm/nf*
identification card, *n* [ID] - carte d'identité, *nf*

identifying data, *n* - données d'identification, *nf*
ileum, *n* - iléon, *nm*
iliac crest, *n* - crête iliaque, *nf*
Imitrex, *n* - Imigrane, *nm*; sumatriptan, *nm* →**sumatriptan**
immigration, *n* - immigration, *nf*
immune cells, *n* - cellules immunitaires, *nf*
immune thrombocytopenic purpura, *n* **[ITP]** - purpura thrombocytopénique idiopathique, *nm*
immunization, *n* - vaccination, *nf*
immunodeficiency, *n* - immunodéficience, *nf*
immunosuppressant, *n* - immunosuppresseur, *nm*
immunosuppression, *n* - immunosuppression, *nf*
impacted tooth, *n* - dent incluse, *nf*
impaired motor function, *n* - altération de la fonction motrice, *nf*
impaired sensory function, *n* - altération de la fonction sensorielle, *nf*
impaired visual function, *n* - altération de la fonction visuelle, *nf*
imperforate anus, *n* - imperforation de l'anus, *nf*
impetigo, *n* - impétigo, *nm*
implant, to, *v* - implanter, *v*
implantable, *adj* - implantable, *adj*
implantable cardioverter defibrillator, *n* **[ICD]** - défibrillateur automatique implantable, *nm* [DAI] →**automated implantable cardioverter defibrillator**
impression material, *n* - matériau d'empreinte, *nm*
impression tray, *n* - porte-empreinte dentaire, *nm*

improve, to, *v* - améliorer, *v*
inappropriate behaviour, *n* - comportement inadapté, *nm*
Inapsine, *n* - Droleptan, *nm*; dropéridol, *nm* →**droperidol**
inattention, *n* - inattention, *nf*
inborn metabolic error, *n* - erreurs innées du métabolisme, *nf*
incarcerated hernia, *n* - hernie incarcérée, *nf*
incision, *n* - incision, *nf*
incision and drainage, *n* - incision et drainage, *nf*
incisor, *n* - incisive, *nf*
incomplete abortion, *n* - avortement incomplet, *nm*
inconsolable, *adj* - inconsolable, *adj*
increase blood pressure, to, *v* - augmenter la pression artérielle, *v*
increased salivation, *n* - hypersalivation, *nf*
incurable disease, *n* - maladie incurable, *nf*
Inderal, *n* - propanolol, *nm* →**propranolol**
indigestion, *n* - indigestion, *nf*
induction of anesthesia, *n* - induction de l'anesthésie, *nf*
induration, *n* - induration, *nf*
inevitable abortion, *n* - avortement inévitable, *nm*
infant of a diabetic mother, *n* - nouveau né de mère diabétique, *nm*
infarct, *n* - infarctus, *nm*
infected, *adj* - infecté(e), *adj*
infection, *n* - infection, *nf*
infection of the heart, *n* - infection cardiaque, *nf*
infectious disease, *n* - maladie infectieuse, *nf*
infectious endocarditis, *n* - infection cardiaque, *nf*

infectious mononucleosis, n - mononucléose infectieuse, nf
inferior, adj - inférieur(e), adj
inferior alveolar nerve, n - nerf alvéolaire inférieur, nm
infertile, adj - infertile, adj
infertility, n - infertilité, nf
infestation, n - infestation, nf
infiltrate, to, v - infiltrer, v
infiltration injection, n - anesthésie d'infiltration, nf
inflamed, adj - inflammé, adj
inflammation, n - inflammation, nf
inflammatory bowel disease, n [IBD] - maladie inflammatoire chronique de l'intestin, nf [MICI]
influenza, n - grippe, nf; influenza, nf
infrequently, adv - rarement, adv
inguinal, adj - inguinal(e), adj
inguinal hernia, n - hernie inguinale, nf
inhale, to, v - inhaler, v
inject, to, v - injecter, v
injection, n - injection, nf; piqûre, nf
injury, n - blessure, nf
inn, n - auberge, nf
innervate, to, v - innerver, v
inoperable, adj - inopérable, adj
INR (international normalized ratio), n - ratio international normalisé, nm [INR]
insecticide-treated net, n - moustiquaire imprégnée d'insecticide, nf
insert, to, v - insérer, v
inside, n - intérieur, nm; dedans, nm
inspect, to, v - inspecter, v; examiner, v
inspection, n - inspection, nf
instrument, n - instrument, nm
insufficiency, n - insuffisance, nf

insulin, n - insuline, nf
insulin, regular, n - insuline régulière, nf
intensive care, n - soins intensifs, nm
intermittent, adj - intermittent, adj
intern, n - externe, n
international aid, n - aide internationale, nf
international normalized ratio, n [INR] - ratio international normalisé, nm [INR]
internet, n - internet, nm
internist, n - interniste, n
interrupted aortic arch, n - interruption de l'arc aortique, nf
interstitial, adj - interstitiel, adj
intertrigo, n - intertrigo, nm
intervertebral disc, n - disque intervertébral, nm
intestinal malabsorption, n - malabsorption intestinale, nf
intestines, n - intestins, nm
intolerant, adj - intolérant, adj
intoxication, n - intoxication, nf
intrauterine device, n [IUD] - dispositif intra-utérin, nm [DIU]; stérilet, nm
intrauterine growth restriction, n [IUGR] - retard de croissance intrautérin, nm [RCI]
intrauterine pregnancy confirmed by ultrasound, n - grossesse intra-utérine confirmée par échographie, nf
intravenous, n [IV] - intraveineuse, nf
intravenous perfusion, n - perfusion intraveineuse, nf
intubate, to, v - intuber, v
intubation, n - intubation, nf
intussusception, n - invagination, nf

involuntary eye movement, *n*
- mouvements involontaires des yeux, *nm*; nystagmus, *nm*
→ **nystagmus**

iodine, *n* - iode, *nm*

iron, *n* - fer, *nm*

irregular, *adj* - irrégulier/ irrégulière, *adj*

irregular heartbeat, *n* - arythmie, *nf* → **arrhythmia**

irreversible, *adj* - irréversible, *adj*

irrigant, *n* - solution d'irrigation endodontique, *nf*

irrigate, to, *v* - irriguer, *v*

irrigation, *n* - irrigation, *nf*

irritability, *n* - irritabilité, *nf*

irritable bowel syndrome, *n* **[IBS]** - syndrome du côlon irritable, *nm*

ischemia, *n* - ischémie, *nf*

ischemic, *adj* - ischémique, *adj*

itch, *n* - prurit, *nm*; démangeaison, *nf*

itch, to, *v* - se gratter, *v*

itinerary, *n* - itinéraire, *nm*

ITP (immune thrombocytopenic purpura), *n* - purpura thrombocytopénique idiopathique, *nm*

IUD (intrauterine device), *n* - dispositif intra-utérin, *nm* [DIU]; stérilet, *nm*

IUGR (intrauterine growth restriction), *n* - retard de croissance intrautérin, *nm* [RCI]

IV (intravenous), *n* - intraveineuse, *nf*

IV perfusion, *n* - perfusion intraveineuse, *nf*

IV placement, *n* - mise en place d'une intraveineuse, *nf*

J

janitor, *n* - concierge, *n*

jaundice, *n* - jaunisse, *nf*; ictère, *nm*

jaw, *n* - mâchoire, *nf*

jejunum, *n* - jéjunum, *nm*

joint, *n* - articulation, *nf*

JRA (juvenile rheumatoid arthritis), *n* - arthrite rhumatoïde juvénile, *nf*

jugular venous distention, *n* **[JVD]** - turgescence jugulaire, *nf*

jugular venous pulse, *n* **[JVP]** - pression veineuse jugulaire, *nf* [PVJ]

juice, *n* - jus, *nm*

junctional tachycardia, *n* - tachycardie jonctionnelle, *nf*

juvenile rheumatoid arthritis, *n* **[JRA]** - arthrite rhumatoïde juvénile, *nf*

JVD (jugular venous distention), *n* - turgescence jugulaire, *nf*

JVP (jugular venous pulse), *n* - pression veineuse jugulaire, *nf* [PVJ]

K

Kaposi's sarcoma, *n* - sarcome de Kaposi, *nm*

karyotype, *n* - caryotype, *nm*

Kawasaki disease, *n* - maladie de Kawasaki, *nf*

Kayexalate - Kayéxalate → **polystyrene sulfonate**

Kcentra, *n* - Kcentra, *nf*; complexe concentré de prothrombine, *nm* → **prothrombin complex concentrate**

Keflex, *n* - Keflex, *nf*; céphalexine, *nf* → **cephalexin**

Keppra, *n* - Keppra, *nm*; lévétiracétam, *nm* → **levetiracetam**

Ketalar, *n* - Ketalar, *nm*; kétamine, *nf* → **ketamine**

ketamine, *n* - kétamine, *nf*; Ketalar, *nm* → **Ketalar**

ketoacidosis, *n* - acidocétose, *nf*

Ketorolac, n - kétorolac trométhamine, nm → **toradol**
kidney, n - rein, nm
kidney stone, n - lithiase rénale, nf; calcul rénal, nm → **nephrolithiasis**
kilogram, n - kilogramme, nm
kilometer, n - kilomètre, nm
Klinefelter syndrome, n - syndrome de Klinefelter, nm
knee, n - genou, nm
knuckle, n - articulation du doigt, nf; articulation interphalangienne, nf
kwashiorkor, n - kwashiorkor, nm

L

labetalol, n - labétolol, nm; Trandate, nm → **Trandate**
labia majora, n - grandes lèvres, nf
labia minora, n - petites lèvres, nf
labial, adj - labial(e), adj
labor, n - travail, nm
laboratory, n - laboratoire, nm
laboratory results, n - résultats de laboratoire, nm
laboratory technician, n - technicien(ne) de laboratoire, n
labs, n - tests de laboratoire, nm
laceration, n - lacération, nf
lactate, n - lactate, nm
land, to, v - atterrir, v
landing, n - atterrissage, nm
lane, n - voie, nf
laparoscopy, n - laparoscopie, nf
large intestine, n - gros intestin, nm
laryngeal mask airway, n [LMA] - masque laryngé, nm
laryngomalacia, n - laryngomalacie, nf; stridor congénital, nm
laryngotracheobronchitis, n - laryngotrachéite, nf; faux croup, nm → **croup**

larynx, n - larynx, nm
Lasix, n - Lasilix, nm; furosémide, nm → **furosemide**
late deceleration, n - décélération tardive, nf
later, adv - plus tard, adv
lateral, adj - latéral(e), adj
lateral condenser, n - condensateur latéral, nm
lateral incisor, n - incisive latérale, nf
latrine, n - latrine, nf
laxative, n - laxatif, nm
lead apron, n - tablier en plomb, nm
lead extraction, n - extraction du fil, nf
lead ingestion, n - intoxication au plomb, nf
learn, to, v - apprendre, v
leave, to, v - partir, v
left, adj - gauche, adj
left ventricular assist device, n [LVAD] - dispositif d'assistance ventriculaire gauche, nm
leg, n - jambe, nf
leg swelling, n - tuméfaction de la jambe, nf
Legg-Calvé-Perthes disease, n - maladie de Legg-Calvé-Perthes, nf; nécrose avasculaire de la tête fémorale, nf → **avascular necrosis of the femoral head**
leiomyoma, n - fibrome utérin, nm → **uterine fibroid**
length, n - longueur, nf
lengthen, to, v - allonger, v
leprosy, n - lèpre, nf
lesion, n - lésion, nf
lethal, adj - mortel, adj
lethargic, adj - léthargique, adj
lethargy, n - léthargie, nf
leukemia, n - leucémie, nf

leukocyte, *n* - leucocyte, *nm*
leukocytosis, *n* - hyperleucocytose, *nf*; leucocytose, *nf*
leukopenia, *n* - leucopénie, *nf*
leukoplakia of the tongue, *n* - leucoplasie de la langue, *nf*
levetiracetam, *n* - lévétiracétam, *nm*; Keppra, *nm* → **Keppra**
Levophed, *n* - Noradrénaline, *nf*; noradrénaline, *nf* → **norepinephrine**
Levsin, *n* - Levsin, *nm*; hyoscyamine, *nf* → **hyoscyamine**
LFT (liver function test), *n* - tests fonctionnels hépatiques, *nm*
Librium, *n* - Librium, *nf*; chlordiazépoxide, *nf* → **chlordiazepoxide**
lidocaine, *n* - lidocaïne, *nf*
lidocaine patch, *n* - patch de lidocaïne, *nm* → **Lidoderm**
Lidoderm, *n* - patch de lidocaïne, *nm* → **lidocaine patch**
lie down, to, *v* - coucher, se, *v*
life, *n* - vie, *nf*
life expectancy, *n* - espérance de vie, *nf*
ligament, *n* - ligament, *nm*
ligation, *n* - ligature, *nf*
light (illumination), *n* - lumière, *nf*
light (not heavy), *adj* - léger/légère, *adj*
lightheadedness, *n* - étourdissement, *nm*
limb, *n* - membre, *nm*
line, *n* - ligne, *nf*
linear, *adj* - linéair(e), *adj*
linear lesion, *n* - lésion linéaire, *nf*
linear markings of lungs, *n* - trame pulmonaire, *nf*
liner, *n* - revêtement, *nm*

linezolid, *n* - linézolide, *nm*; Zyvox, *nm* → **Zyvox**
lingual, *adj* - lingual(e), *adj*
lip, *n* - lèvre, *nf*
lipase, *n* - lipase, *nf*
lipid profile, *n* - bilan lipidique, *nm*
lipoma, *n* - lipome, *nm*
liquid, *n/adj* - liquide, *nm/adj*; fluide, *nm/adj*
liter, *n* - litre, *nm*
livedo reticularis, *n* - livedo réticulaire, *nm*
liver, *n* - foie, *nm*
liver enzymes, *n* - enzymes hépatiques, *nf*
liver function test, *n* **[LFT]** - tests fonctionnels hépatiques, *nm*
LMA (laryngeal mask airway), *n* - masque laryngé, *nm*
loading dose, *n* - dose de charge, *nf*
lobby, *n* - hall, *nm*
lobe, *n* - lobe, *nm*
local anesthetic, *n* - anesthésie locale, *nf*; anesthésique local, *nm*
Lomotil, *n* - Lomotil, *nm*; atropine/diphénoxylate, *nf/nm* → **atropine/diphenoxylate**
long menstruation, *n* - menstruations longues, *nf*
long-term care, *n* - soins de longue durée, *nm*
look for, to, *v* - chercher, *v*
loose tooth, *n* - dent branlante, *nf*
Lopressor, *n* - métoprolol, *nm* → **Toprol; metoprolol**
lorazepam, *n* - lorazépam, *nm*; Témésta, *nf* → **Ativan**
lose weight, to, *v* - perdre de poids, *v*
lose, to, *v* - perdre, *v*
loss of appetite, *n* - perte d'appétit, *nf*

lost pregnancy, *n* - grossesse interrompue, *nf*
lotion, *n* - lotion, *nf*
Lovenox, *n* - Lovenox, *nm*; énoxaparine, *nf* →**enoxaparin**
low blood pressure, *n* - hypotension, *nf* →**hypotension**
low speed handpiece, *n* - pièce à main basse vitesse, *nf*
lower, *adj* - inférieur(e), *adj*
lower extremity, *n* - membre inférieur, *nm*
lower tooth, *n* - dent du bas, *nf*
lubricant, *n* - lubrifiant, *nm*
lubrication, *n* - lubrification, *nf*
luggage, *n* - bagage, *nm* →**baggage**
lumbar, *adj* - lombaire, *adj*
lump, *n* - bosse, *nf*; grosseur, *nf*
lunch, *n* - déjeuner, *nm*
lung cancer, *n* - cancer du poumon, *nm*
lung malignancy, *n* - tumeur maligne du poumon, *nf*; cancer du poumon, *nm*
lungs, *n* - poumons, *nm*
lupus, *n* [SLE] - lupus, *nm*
luxation, *n* - luxation, *nf*
luxury hotel, *n* - hôtel de luxe, *nm*
LVAD (left ventricular assist device), *n* - dispositif d'assistance ventriculaire gauche, *nm*
Lyme disease, *n* - maladie de Lyme, *nf*
lymph, *n* - lymphe, *nm*
lymph node, *n* - nodule, *nm*
lymphadenitis, *n* - lymphadénite, *nf*
lymphadenopathy, *n* - lymphadénopathie, *nf*; adénopathie, *nf*
lymphangitis, *n* - lymphangite, *nf*
lymphoma, *n* - lymphome, *nm*

M

macerated, *adj* - macéré(e), *adj*
maceration, *n* - macération, *nf*
Macrobid, *n* - Furadantine, *nf*; nitrofurantoïne, *nf* →**nitrofurantoin; Macrodantin**
macrocephaly, *n* - macrocéphalie, *nf*
macrocytic anemia, *n* - anémie macrocytaire, *nf*
Macrodantin, *n* - Furadantine, *nf*; nitrofurantoïne, *nf* →**nitrofurantoin; Macrobid**
macrolide, *n* - macrolide, *nm*
magnesium, *n* - magnésium, *nm*
magnesium sulfate, *n* - sulfates de magnésium, *nm*
magnetic resonance imaging, *n* [MRI] - imagerie par résonance magnétique, *nf* [IRM]
main course, *n* - plat principal, *nm*
maintenance dose, *n* - dose d'entretien, *nf*
major, *adj* - majeur(e), *adj*
malabsorption, *n* - malabsorption, *nf*
malaria, *n* - paludisme, *nm*
male partner, *n* - partenaire masculin, *nm*
malignant, *adj* - malin/maligne, *adj*
malleolus, *n* - malléole, *nf*
malnourished, *adj* - malnutri(e), *adj*
malocclusion, *n* - malocclusion dentaire, *nf*
malrotation, *n* - volvulus, *nm*; torsion, *nf*
mammogram, *n* - mammographie, *nf*
man, *n* - homme, *nm*
mandible, *n* - mandibule, *nf*
mandibular, *adj* - mandibulaire, *adj*
mannitol, *n* - mannitol, *nm*; Osmitrol, *nm* →**Osmitrol**

marasmus, *n* - marasme, *nm*
marijuana, *n* - marijuana, *nf*
married, *adj* - marié(e), *adj*
mask, *n* - masque, *nm*
mask ventilation, *n* - ventilation au masque, *nf*
mastectomy, *n* - mastectomie, *nf*
mastitis, *n* - mastite, *nf*
mastoid, *n* - mastoïde, *nf*
MAT (multifocal atrial tachycardia), *n* - tachycardie auriculaire multifocale, *nf*
matrix band, *n* - matrice dentaire, *nf*
mattress, *n* - matelas, *nm*
maxilla, *n* - maxillaire, *nm*; maxillaire supérieur, *nm*
maxillary, *adj* - maxillaire, *adj*
maxillary sinus, *n* - sinus maxillaire, *nm*
MDMA (methylenedioxymeth-amphetamine), *n* - méthylènedioxy-méthamphétamine, *nf* [MDMA] → **ecstasy**
meal, *n* - repas, *nm*
measles, *n* - rougeole, *nf*
measure, to, *v* - mesurer, *v*
meat, *n* - viande, *nf*
meatus, *n* - méat, *nm*
mechanism, *n* - mécanisme, *nm*
Meckel's diverticulum, *n* - diverticule de Meckel, *nf*
meclizine, *n* - méclozine, *nf*; Agyrax, *nm* → **Antivert**
meconium, *n* - méconium, *nm*
meconium aspiration, *n* - aspiration méconiale, *nf*
meconium ileus, *n* - iléus méconial, *nm*
medial, *adj* - médial(e), *adj*
mediastinum, *n* - médiastin, *nm*

medical abortion, *n* - avortement médical, *nm*
medical assistant, *n* - assistant(e) médical(e), *n*
medical chart, *n* - fiche médicale, *nf*
medical equipment, *n* - équipement médical, *nm*
medical file, *n* - dossier médical, *nm*
medical problems, *n* - problèmes médicaux, *nm*
medical record, *n* - archive médicale, *nf*
medical school, *n* - école de médecine, *nf*
medical student, *n* - étudiant(e) en médecine, *n*
medical technician, *n* - technicien(ne) médical(e), *n*
medical transcriptionist, *n* - transcripteur médical/transcriptrice médicale, *n*
medication, *n* - médicament, *nm*
medium (of steak), *adj* - à point, *adj*
Medrol, *n* - Médrol, *nf*; Solumédrol, *nf*; méthylprédnisolone, *nf* → **Solumedrol; methylprednisolone**
megaloblastic anemia, *n* - anémie mégaloblastique, *nf*
melena, *n* - méléna, *nm*
membrane, *n* - membrane, *nf*
memory, *n* - mémoire, *nm*
memory impairment, *n* - déficience de mémoire, *nf*
meninges, *n* - méninges, *nm*
meningismus, *n* - méningisme, *nm*
meningocele, *n* - meningocèle, *nm*
menometrorrhagia, *n* - ménométrorragie, *nf*
menopause, *n* - ménopause, *nf*
menorrhagia, *n* - ménorragie, *nf*

menstrual cycle, *n* - cycle menstruel, *nm*
menstrual period, *n* - règles, *nf*
menstruation, *n* - règles, *nf/nm*; menstruations, *nf*
mental foramen, *n* - foramen mentonnier, *nm*
mental health, *n* - santé mentale, *nf*
mental retardation, *n* - arriération mentale, *nf*; retard mental, *nm*
mesial, *adj* - mésial(e), *adj*
mesothelioma, *n* - mésothéliome, *nm*
metabolism, *n* - métabolisme, *nm*
metacarpal, *adj* - métacarpien(ne), *adj*
metacarpus, *n* - métacarpe, *nm*
metal, *n* - métal, *nm*
metaphysis, *n* - métaphyse, *nf*
metastasis, *n* - métastase, *nf*
metastasize, to, *v* - métastaser, *v*
metatarsal, *adj* - métatarsien(ne), *adj*
metatarsus, *n* - métatarse, *nm*
Methicillin-resistant Staphylococcus aureus, *n* **[MRSA]** - Staphylococcus auréus résistant à la méthicilline, *nm* [SARM]
methocarbamol, *n* - méthocarbamol, *nm*; Lumirelax, *nf* → **Robaxin**
methohexital, *n* - méthohéxital, *nm*; Brevital, *nm* → **Brevital**
methotrexate, *n* - méthotrexate, *nm*
methylenedioxymeth-amphetamine, *n* **[MDMA]** - méthylènedioxy-méthamphétamine, *nf* [MDMA] → **ecstasy**
methylprednisolone, *n* - méthyl-prédnisolone, *nf*; Solumédrol, *nf*; Médrol, *nf* → **Solumedrol; Medrol**

metoclopramide, *n* - métoclopramide, *nm*; Primpéran, *nm* → **Reglan**
metoprolol, *n* - métoprolol, *nm* → **Toprol; Lopressor**
metro, *n* - métro, *nm* → **subway**
metrorrhagia, *n* - métrorragie, *nf*
MI (myocardial infarction), *n* - infarctus du myocarde, *nm*
microcephaly, *n* - microcéphalie, *nf*
microscope, *n* - microscope, *nm*
midazolam, *n* - midazolam, *nm*; Versed, *nm* → **Versed**
midnight, *n* - minuit, *nm*
migraine without aura, *n* - migraine sans aura, *nf*
milk, *n* - lait, *nm*
milk allergy, *n* - allergie au lait, *nf*
milky discharge, *n* - écoulement de lait, *nm*; galactorrhée, *nf*
milligram, *n* - milligramme, *nm*
mineralocorticoid, *n* - minéralocorticoïde, *nm*
Ministry of Public Health, *n* - Ministère de la Santé Publique, *nm*
minor, *adj* - mineur(e), *adj*
minor (under 18), *adj* - mineur(e) (moins de 18), *nm/nf/adj*
minute, *n* - minute, *nf*
mirror, *n* - miroir, *nm*
miscarriage, *n* - fausse couche, *nf*
misoprostol, *n* - misoprostol, *nm*; Cytotec, *nm* → **Cytotec**
missed abortion, *n* - avortement manqué, *nm*
mitral valve, *n* - valve mitrale, *nf*
mitral valve stenosis, *n* - sténose de la valve mitrale, *nf*
mix, to, *v* - mélanger, *v*
mixing bowl, *n* - bol de mélange pour alginates, *nm*

mixing plate, *n* - plaque de mélange, *nf*
mixing spatula, *n* - spatule de mélange, *nf*
moist rale, *n* - râle humide, *nm*
molar, *n* - molaire, *nf*
molluscum contagiosum, *n* - molluscum contagiosum, *nm*
monitoring, *n* - surveillance, *nf*
month, *n* - mois, *nm*
monthly, *adj/adv* - mensuel, *adj/adv*
mood disorder, *n* - trouble de l'humeur, *nm*
moon face, *n* - face de la lune, *nf*
morbidity, *n* - morbidité, *nf*
morphine sulfate, *n* - morphine, *nf*
morphology, *n* - morphologie, *nf*
mosquito, *n* - moustique, *nm*
mosquito bite, *n* - piqûre de moustique, *nf*
mother, *n* - mère, *nf*
mother-in-law, *n* - belle-mère, *nf*
mottled skin, *n* - peau marbrée, *nf*
mouth, *n* - bouche, *nf*
mouth breathing, *n* - respiration orale, *nf*; respiration buccale, *nf*
move, to, *v* - bouger, *v*
MRI (magnetic resonance imaging), *n* - imagerie par résonance magnétique, *nf* [IRM]
MRSA (Methicillin-resistant Staphylococcus aureus), *n* - Staphylococcus aureus résistant à la méthicilline, *nm* [SARM]
mucolytic, *n/adj* - mucolytique, *nm/adj*
Mucomyst, *n* - Fluimucil, *nm*; acétylcysteine, *nf*
→ **acetylcysteine**
mucosa, *n* - muqueuse, *nf*
mucous, *adj* - mucoïde, *adj*
mucus, *n* - mucus, *nm*

mucus in the mouth, *n* - mucus dans la bouche, *nm*
mucus in the nose, *n* - mucus dans le nez, *nm*
multifocal atrial tachycardia, *n* [MAT] - tachycardie auriculaire multifocale, *nf*
multiple pregnancy, *n* - grossesse multiple, *nf*
mumps, *n* - oreillons, *nm*
Munchausen by proxy, *n* - syndrome de Münchausen par procuration, *nm*
murmur, *n* - souffle, *nm*
muscle, *n* - muscle, *nm*
muscle relaxant, *n/adj* - myorelaxant, *nm/adj*
muscular dystrophy, *n* - dystrophie musculaire, *nf*
museum, *n* - musée, *nf*
musty sweet breath odor, *n* - haleine cétonique, *nf*; haleine de pomme pourrie, *nf*
myeloma, *n* - myélome, *nm*
myelomeningocele, *n* - myéloméningocèle, *nm*
myocardial infarction, *n* [MI] - infarctus du myocarde, *nm*
myocarditis, *n* - myocardite, *nf*
myocardium, *n* - myocarde, *nm*
myoglobin, *n* - myoglobine, *nf*
myxedema coma, *n* - coma myxœdèmateux, *nm*
→ **myxedema crisis**
myxedema crisis, *n* - coma myxœdèmateux, *nm*
→ **myxedema coma**

N

nabothian cyst, *n* - kyste de naboth, *nm*
nail, *n* - ongle, *nm*
naloxone, *n* - naloxone, *nf*; Narcan, *nm* → **Narcan**

Narcan, *n* - Narcan, *nm*; naloxone, *nf*
→ **naloxone**
narcotic, *n/adj* - narcotique, *nm/adj*
nasal flaring, *n* - battement des ailes du nez, *nm*
nasal spray, *n* - pulvérisateur nasal, *nm*; vaporisateur nasal, *nm*
nasogastric tube, *n* - sonde nasogastrique, *nf*
nasopharynx, *n* - nasopharynx, *nm*
nausea, *n* - nausée, *nf*
nausea screen, *n* - évaluation de la prévention des nausées, *nf*
nauseous, *adj* - nauséeux/nauséeuse, *adj*
navel, *n* - nombril, *nm*
nebulization, *n* - nébulisation, *nf*
nebulizer, *n* - nébuliseur, *nm*; nébulisateur, *nm*
neck, *n* - cou, *nm*
neck stiffness, *n* - rigidité nucale, *nf*
necrotic tooth, *n* - dent nécrosée, *nf*
necrotizing enterocolitis, *n* - entérocolite nécrosante, *nf*
necrotizing fasciitis, *n* - fascéite nécrosante, *nf*
needle, *n* - aiguille, *nf*
needle biopsy, *n* - cytoponction, *nf*; biopsie à l'aiguille fine, *nf* [BAF]
needle holder, *n* - porte-aiguille, *nm*
negative, *adj* - négatif(ve), *adj*
neighbor, *n* - voisin(e), *n*
neonatal, *adj* - néonatal, *adj*
neonatal abstinence syndrome, *n* - syndrome de sevrage néonatal, *nm*
neonatal hepatitis, *n* - hépatite néonatale, *nf*
neonatal herpes simplex virus infection, *n* - infection néonatale par le virus de l'herpès simplex, *nf*
neonatal hyperbilirubinemia, *n* - hyperbilirubinémie néonatale, *nf*
neonatal jaundice, *n* - ictère néonatal, *nm*
neonatal lupus, *n* - lupus néonatal, *nm*
neonatal resuscitation, *n* - réanimation néonatale, *nf*
neonate, *n* - nouveau-né, *nm*
neoplasm, *n* - néoplasme, *nm*
nephew, *n* - neveu, *nm*
nephrectomy, *n* - néphrectomie, *nf*
nephritis, *n* - néphrite, *nf*
nephrolithiasis, *n* - lithiase rénale, *nf*
nephrologist, *n* - néphrologue, *n*
nephrology, *n* - néphrologie, *nf*
nephrosis, *n* - néphrose, *nf*
nephrotoxic, *adj* - néphrotoxique, *adj*
nerve, *n* - nerf, *nm*
nerve palsy, *n* - paralysie nerveuse, *nf*
nervous breakdown, *n* - dépression nerveuse, *nf*
neuralgia, *n* - neuralgie, *nf*
neuroblastoma, *n* - neuroblastome, *nm*
neurologist, *n* - neurologue, *n*
neurology, *n* - neurologie, *nf*
neutropenia, *n* - neutropénie, *nf*
neutrophil, *n* - neutrophile, *nm*
Nexium, *n* - Inexium, *nm*; ésoméprazole, *nm*
→ **esomeprazole**
niacin, *n* - niacine, *nf*; vitamine B3, *nf*
→ **vitamin B3**
nicotine, *n* - nicotine, *nf*
niece, *n* - nièce, *nf*
nifedipine, *n* - nifédipine, *nf*
night, *n* - nuit, *nf*

nil per os, *pron* **[NPO]** - rien par voie orale, *pron*
nimodipine, *n* - nimodipine, *nf*; Nimotop, *nf* →**Nimotop**
Nimotop, *n* - Nimotop, *nf*; nimodipine, *nf* →**nimodipine**
nipple, *n* - mamelon, *nm*
nipple changes, *n* - changement du mamelon, *nm*
nipple discharge, *n* - écoulement mamelonnaire, *nm*
nipple stimulation, *n* - stimulation du mamelon, *nf*
Nipride, *n* - Nipride, *nm*; nitroprussiate de sodium, *nm* →**sodium nitroprusside**
nitrate, *n* - nitrate, *nm*
nitrofurantoin, *n* - nitrofurantoïne, *nf*; Furadantine, *nf* →**Macrobid; Macrodantin**
nitroglycerine, *n* - nitroglycérine, *nf*
noma, *n* - noma, *nm*; cancrus oris, *nm*; gangrène de la bouche, *nf* →**cancrum oris**
non-contrast, *adj* - sans produit de contraste, *adj*
nonaccidental trauma, *n* - traumatisme non accidentel, *nm*
nonproductive cough, *n* - toux non productive, *nf*
nonprofit organization, *n* - association à but non lucratif, *nf*
nonsteroidal anti-inflammatory, *n* **[NSAID]** - anti-inflammatoire non stéroïdien, *nm*
nonstress test, *n* **[NST]** - examen de réactivité fœtale, *nm*
noon, *n* - midi, *nm*
Norco, *n* - Norco, *nm*; hydrocodone/paracétamol, *nf*/*nm* →**hydrocodone/ acetaminophen**

norepinephrine, *n* - noradrénaline, *nf*; Noradrénaline, *nf* →**Levophed**
normal, *adj* - normal, *adj*
Norvasc, *n* - Amlor, *nf*; amlodipine, *nf* →**amlodipine**
norwalk virus, *n* - virus de Norwalk, *nm*
nose, *n* - nez, *nm*
nosocomial pneumonia, *n* - pneumonie nosocomiale, *nf* →**hospital-acquired pneumonia**
nostril, *n* - narine, *nf*
now, *adv* - maintenant, *adv*
NPO (nil per os), *pron* - rien par voie orale, *pron*
NSAID (nonsteroidal anti-inflammatory), *n* - anti-inflammatoire non stéroïdien, *nm*
NST (nonstress test), *n* - examen de réactivité fœtale, *nm*
nuclear stress test, *n* - scintigraphie myocardique d'effort, *nf*
nulliparous, *n* - nullipare, *nf*
nurse, *n* - infirmier/infirmière, *n*
nurse practitioner, *n* - infirmier praticien/infirmière praticienne, *n*
nurse's aide, *n* - aide-soignant(e), *n*
nursemaid's elbow, *n* - subluxation de la tête radiale, *nf*; coude de la nourrice, *nm* →**subluxation of the radial head**
nursing home, *n* - maison de retraite, *nf*
nursing student, *n* - étudiant(e) en soins infirmiers, *n*
nutritional deficiency, *n* - carence nutritionnelle, *nf*
nutritionist, *n* - nutritionniste, *n*
nystagmus, *n* - nystagmus, *nm*; mouvements involontaires des yeux, *nm* →**involuntary eye movement**
nystatin, *n* - nystatine, *nf*

O

obese, *adj* - obèse, *adj*
obesity, *n* - obesité, *nf*
obstetrician, *n* - obstétricien(ne), *n*
obstetrics and gynecology, *n* - gynéco-obstétrique, *nf*
obstructive sleep apnea syndrome, *n* **[OSA]** - syndrome de l'apnée obstructive du sommeil, *nm*
occasional, *adj* - occasionnel, *adj*
occlusal, *adj* - occlusal(e), *adj*
occlusal trauma, *n* - traumatisme occlusal, *nm*
occupational therapist, *n* - ergothérapeute, *n*
octreotide, *n* - octréotide, *nm*; Sandostatine, *nf* → **Sandostatin**
odontogenic cyst, *n* - kyste odontogène, *nm*
odor, *n* - odeur, *nf*
odynophagia, *n* - odynophagie, *nf*
olanzapine, *n* - olanzapine, *nf*; Zyprexa, *nm* → **Zyprexa**
old age, *n* - vieillesse, *nf*
oligohydramnios, *n* - oligohydramnios, *nm*; oligamnios, *nm*
oligomenorrhea, *n* - oligoménorrhée, *nf*
oliguria, *n* - oligurie, *nf*
Omnicef, *n* - Omnicef, *nm*; céfdinir, *nm* → **cefdinir**
omphalitis, *n* - omphalite, *nf*
omphalocele, *n* - omphalocèle, *nf* → **exomphalos**
oncologist, *n* - oncologue, *n*; cancérologue, *n*
oncology, *n* - oncologie, *nf*
ondansetron, *n* - ondansétron, *nm*; Zophren, *nm* → **Zofran**
one-way ticket, *n* - billet aller simple, *nm*

oophorectomy, *n* - ovariectomie, *nf*
open, to, *v* - ouvrir, *v*
operable, *adj* - opérable, *adj*
operate, to, *v* - opérer, *v*
operating room, *n* - salle d'opération, *nf*
ophthalmologist, *n* - ophtalmologue, *n*; ophtalmologiste, *n*
ophthalmology, *n* - ophtalmologie, *nf*
ophthalmoscope, *n* - ophtalmoscope, *nm*
opioid, *n* - opioïde, *nm*
opioid withdrawal, *n* - sevrage des opioïdes, *nm*
Oracort, *n* - triamcinolone, *nf* → **triamcinolone**
Orajel, *n* - benzocaïne, *nf* → **benzocaine**
oral cancer, *n* - cancer buccal, *nm*
oral cancer screening, *n* - dépistage du cancer buccal, *nm*
oral cavity, *n* - cavité buccale, *nf*; cavité orale, *nf*
oral contraception, *n* - contraception orale, *nf*
oral hygiene, *n* - hygiène buccale, *nf*
oral rehydration, *n* - réhydratation orale, *nf*
order, to, *v* - commander, *v*
organ, *n* - organe, *nm*
oropharynx, *n* - oropharynx, *nm*
orthodontics, *n* - orthodontie, *nf*
orthopedic surgery, *n* - chirurgie orthopédique, *nf*
orthopedist, *n* - orthopédiste, *n*
orthopnea, *n* - orthopnée, *nf*; difficulté à respirer en position couchée, *nf* → **difficulty breathing when lying down**
orthostatic, *adj* - orthostatique, *adj*

OSA (obstructive sleep apnea syndrome), *n* - syndrome de l'apnée obstructive du sommeil, *nm*
Osgood-Schlatter disease, *n* - maladie d'Osgood-Schlatter, *nf*
Osmitrol, *n* - Osmitrol, *nm*; mannitol, *nm* → **mannitol**
osteochondroma, *n* - ostéochondrome, *nm*
osteosarcoma, *n* - ostéosarcome, *nm*
osteotome, *n* - ostéotome, *nm*
otolaryngologist, *n* - oto-rhino-laryngologiste, *n* [ORL]
otosclerosis, *n* - otosclérose, *nf*
otoscope, *n* - otoscope, *nm*
outpatient, *n* - patient ambulatoire, *nm*
outside, *adj* - à l'extérieur, *adj*; dehors, *adj*
ovarian cyst, *n* - kyste de l'ovaire, *nm*
ovarian mass, *n* - masse ovarienne, *nf*
ovarian torsion, *n* - torsion de l'ovaire, *nf*
ovarian tumor, *n* - tumeur de l'ovaire, *nf*
ovary, *n* - ovaire, *nm*
over the counter medication, *n* - médicament en vente libre, *nm*
overbite, *n* - surocclusion, *nf*; prognathisme supérieur, *nm*
overdenture, *n* - overdenture, *nf*
overdose, *n* - surdose, *nf*; overdose, *nf*
overdose on ____ to, *v* - faire une overdose de ____, *v*
overweight, *adj* - surpoids, *adj*
ovulate, to, *v* - ovuler, *v*
oxycodone/acetaminophen, *n* - oxycodone/paracétamol, *nm*; Percocet, *nm* → **Percocet**
oxygen, *n* - oxygène, *nm*

oxygen mask, *n* - masque à oxygène, *nm*
oxygen saturation, *n* - saturation d'oxygène, *nf*
oxygen tank, *n* - bouteille d'oxygène, *nf*
oxygen therapy, *n* - oxygénothérapie, *nf*
oxygen tubing, *n* - tube d'oxygène, *nm*
oxytocin, *n* - ocytocine, *nf*; Pitocin, *nf* → **Pitocin**

P

PAC (premature atrial contractions), *n* - extrasystoles auriculaires, *nf*
pacemaker, *n* - pacemaker, *nm*; stimulateur cardiaque, *nm*
pacemaker implant, *n* - pose de pacemaker, *nf*
Pacerone, *n* - Cordarone, *nf*; amiodarone, *nf* → **amiodarone**
PAD (peripheral arterial disease), *n* - artériopathie périphérique, *nf*
Paget's disease, *n* - maladie de Paget, *nf*
pain, *n* - douleur, *nf*
pain medication, *n* - médicament contre la douleur, *nm*
pain with activity, *n* - douleur à l'effort, *nf*
pain with defecation, *n* - ténesme, *nm*
pain with lying down, *n* - douleur en position allongée, *nf*
pain with movement, *n* - douleur lors de mouvements, *nf*
pain with swallowing, *n* - déglutition douloureuse, *nf*; douleur à la déglutition, *nf* → **odynophagia**

painful intercourse, *n* - douleur lors des relations sexuelles, *nf* → **dyspareunia**
painful menstrual periods, *n* - menstruations douloureuses, *nf*
painkiller, *n* - antidouleur, *nm*
palatal, *adj* - palatin(e), *adj*
palatal infiltration, *n* - anesthésie palatine, *nf*
palate, *n* - palais, *nm*
pale, *adj* - pâle, *adj*
palliative care, *n* - soins palliatifs, *nm*
pallor, *n* - pâleur, *nf*
palm, *n* - paume, *nf*
palmar, *adj* - palmaire, *adj*; main, *nf*
palpate, to, *v* - palper, *v*
palpation, *n* - palpation, *nf*
palpitation, *n* - palpitation, *nf*
pancreas, *n* - pancréas, *nm*
pancreatitis, *n* - pancréatite, *nf*
pancytopenia, *n* - pancytopénie, *nf*
panniculitis, *n* - panniculite, *nf*
pants, *n* - pantalon, *nm*
Papanicolaou smear, *n* - frottis de Papanicolau, *nm*
paper point, *n* - pointes papier d'endodontie, *nf*
paralyze, to, *v* - paralyser, *v*
paramedic, *n* - ambulancier(ère), *n*
paranoid personality, *n* - personnalité paranoïaque, *nf*
paraplegic, *adj* - paraplégique, *adj*
parasite, *n* - parasite, *nm*
paraspinal muscles, *n* - muscles paraspinaux, *nm*
parasternal, *adj* - parasternal(e), *adj*
parasympathetic, *adj* - parasympathique, *adj*
parathyroid, *n* - parathyroïde, *nf*

parental permission, *n* - autorisation parentale, *nf*
paresthesia, *n* - paresthésie, *nf*
paronychia, *n* - paronychie, *nf*
parotid gland, *n* - glande parotide, *nf*
parotiditis, *n* - parotidite, *nf*
partial dentures, *n* - dentition partielle, *nf*
partial thromboplastin time, *n* **[PTT]** - temps de céphaline activée, *nm*
passenger, *n* - passager, *nm*
passport, *n* - passeport, *nm*
past medical history, *n* - antécédents médicaux, *nm*
patella, *n* - rotule, *nf*
patent ductus arteriosus, *n* **[PDA]** - persistance du canal artériel, *nf*
patent foramen ovale, *n* **[PFO]** - foramen ovale perméable, *nm*
patent foramen ovale repair, *n* - réparation de foramen ovale perméable, *nf*
pathologist, *n* - pathologiste, *n*
pathology, *n* - pathologie, *nf*; anatomo-pathologie, *nf*
patient education, *n* - éducation des patients, *nf*
patient history, *n* - histoire du patient, *nf*
patient room, *n* - chambre du patient, *nf*
patient transfer, *n* - transfert du patient, *nm*
PCC (prothrombin complex concentrate), *n* - complexe concentré de prothrombine, *nm*; Kcentra, *nf* → **Kcentra**
PCOS (polycystic ovary syndrome), *n* - syndrome des ovaires polykystiques, *nm* [SOPK]
PDA (patent ductus arteriosus), *n* - persistance du canal artériel, *nf*

PE (pulmonary embolism), n - embolie pulmonaire, *nf*
peak season, n - haute saison, *nm*
pectoralis major/minor, n - grand/petit pectoral, *nm*
pediatric fever, n - fièvre pédiatrique, *nf*
pediatrician, n - pédiatre, *n*
pediatrics, n - pédiatrie, *nf*
pellagra, n - pellagre, *nf*
pelvic inflammatory disease, n [PID] - maladie inflammatoire pelvienne, *nf*
pelvis, n - pelvis, *nm*
penicillin, n - pénicilline, *nf*
penis, n - pénis, *nm*
peptic ulcer, n - ulcère peptique, *nm*
Percocet, n - Percocet, *nm*; oxycodone/paracétamol, *nm*
→ **oxycodone/acetaminophen**
percuss, to, v - percuter, *v*
percussion, n - percussion, *nf*
percutaneous procedure, n - procédure percutanée, *nf*
perforation, n - perforation, *nf*
perfusion, n - perfusion, *nf*
perianal, adj - périanal, *adj*
periapical, adj - périapical(e), *adj*
pericardial disease, n - péricardite, *nf*
pericarditis, n - péricardite, *nf*
pericardium, n - péricarde, *nm*
pericoronitis, n - péricoronarite, *nf*
perinatal, adj - périnatal(e), *adj*
perineum, n - périnée, *nm*
periodontal, adj - périodontal(e), *adj*
periodontal disease, n - maladie paradontale, *nf*
periodontal ligament, n - ligament parodontal, *nf*
periodontal probe, n - sonde parodontale, *nf*
periodontitis, n - parodontite, *nf*; déchaussement, *nm*
periorbital cellulitis, n - cellulite periorbitaire, *nf*
periosteal elevator, n - élévateur à périoste, *nm*
peripheral arterial disease, n [PAD] - artériopathie périphérique, *nf*
peristalsis, n - péristaltisme, *nm*
peritoneal, adj - péritonéal, *adj*
peritoneal dialysis, n - dialyse péritonéale, *nf*
peritoneal irritation, n - irritation péritonéale, *nf*
peritoneal signs, n - symptômes péritonéaux, *nm*
peritoneum, n - péritoine, *nm*
peritonitis, n - péritonite, *nf*
peritonsillar abscess, n - abcès périamygdalien, *nm*
permanent, adj - définitif/définitive, *adj*
permanent tooth, n - dent définitive, *nf*
pernicious anemia, n - anémie pernicieuse, *nf*
personal belongings, n - affaires personnelles, *nf*
pertussis, n - coqueluche, *nf*
petechiae, n - pétéchie, *nf*
petechial hemorrhage, n - hémorragie pétéchiale, *nf*
PFO (patent foramen ovale), n - foramen ovale perméable, *nm*
PFT (pulmonary function tests), n - exploration fonctionnelle pulmonaire, *nf*
phalange, n - phalange, *nf*
pharmacist, n - pharmacien(ne), *n*

pharmacology, *n* -
pharmacologie, *nf*
pharmacy, *n* - pharmacie, *nf*
pharyngeal, *adj* - pharyngé(e), *adj*
pharyngitis, *n* - pharyngite, *nf*
pharynx, *n* - pharynx, *nm*
Phenergan, *n* - Phenergan, *nm*;
prométhazine, *nf*
→ **promethazine**
phenobarbital, *n* -
phénobarbital, *nm*
phenytoin, *n* - phénytoïne, *nf*
pheochromocytoma, *n* -
phéochromocytome, *nm*
phimosis, *n* - phimosis, *nm*
phlebitis, *n* - phlébite, *nf*
phlebotomist, *n* -
phlébotomiste, *nm*
phlebotomy, *n* - phlébotomie, *nf*
phosphate, *n* - phosphate, *nm*
phototherapy, *n* - photothérapie, *nf*
physical exam, *n* - examen
physique, *nm*
physical therapist, *n* -
physiothérapeute, *n*
physician assistant, *n* - adjoint(e)
au médecin (seulement au
Canada), *n*
physiologic, *adj* - physiologique, *adj*
physiologic jaundice, *n* - ictère
physiologique, *nm*
**PID (pelvic inflammatory
disease),** *n* - maladie
inflammatoire pelvienne, *nf*
pill, *n* - pilule, *nf*
pilocarpine, *n* - pilocarpine, *nf*
pilonidal cyst, *n* - kyste
pilonidal, *nm*
pink eye, *n* - oeil rouge, *nm*;
conjonctivite, *nf* → **conjunctivitis**
pins, *n* - goupilles, *nf*

pins and needles, *n* -
fourmillement, *nm*
pinworm, *n* - oxyurose, *nf*;
entérobiase, *nf* → **enterobiasis**
pipette, *n* - pipette, *nf*
Pitocin, *n* - Pitocin, *nf*; ocytocine, *nf*
→ **oxytocin**
pitting edema, *n* - piqûre, *nf*
pityriasis rosea, *n* - pityriasis rosé
de Gibert, *nm*
placenta, *n* - placenta, *nm*
placenta accreta, *n* - placenta
accreta, *nm*
placenta increta, *n* - placenta
increta, *nm*
placenta percreta, *n* - placenta
percreta, *nm*
placenta previa, *n* - placenta
praevia, *nm*
placental abruption, *n* -
décollement placentaire, *nm*
plane, *n* - avion, *nm*
plantar, *adj* - plantaire, *adj*
plaque, *n* - plaque, *nf*
platelet, *n* - plaquette, *nf*
please, *adv* - s'il vous plaît, *adv*; s'il
te plaît, *adv*
pleural effusion, *n* - épanchement
pleural, *nm*
pleural rub, *n* - frottement
pleural, *nm*
pleurisy, *n* - pleurésie, *nf*
→ **pleuritis**
pleuritis, *n* - pleurésie, *nf*
→ **pleurisy**
plugger, *n* - plugger, *nm*
pneumatosis intestinalis, *n* -
pneumatose intestinale, *nf*
pneumonia, *n* - pneumonie, *nf*
pneumothorax, *n* -
pneumothorax, *nm*
POC (products of conception), *n* -
produits de conception, *nm*

polishing cup, *n* - cupule de prophylaxie, *nf*

polycystic ovary syndrome, *n* **[PCOS]** - syndrome des ovaires polykystiques, *nm* [SOPK]

polycythemia, *n* - polycythémie, *nf*

polydipsia, *n* - polydipsie, *nf*

polyhydramnios, *n* - polyhydramnios, *nm*; polyamnios, *nm*; hydramnios, *nm*

polyp, *n* - polype, *nf*

polyphagia, *n* - polyphagie, *nf*

polystyrene sulfonate, *n* - Kayéxalate → **Kayexalate**

polyuria, *n* - polyurie, *nf*

poor dentition, *n* - mauvaise dentition, *nf*

poor feeding, *n* - difficulté à s'alimenter, *nf*

poor water quality, *n* - mauvaise qualité de l'eau, *nf*

popliteal, *adj* - poplité, *adj*

porcelain, *n* - porcelaine, *nf*

positive, *adj* - positif(ve), *adj*

post, *n* - tenon, *nm*

post-coital bleeding, *n* - saignements après un rapport sexuel, *nm* → **bleeding after intercourse**

postabortion sepsis, *n* - septicémie après avortement, *nf*

posterior, *adj* - postérieur(e), *adj*

posterior tibial artery, *n* - artère tibiale postérieure, *nf*

posterior urethral valves, *n* **[PUV]** - valves de l'urètre postérieur, *nf* [VUP]

postmenopausal vaginal bleeding, *n* - saignement vaginaux après la ménopause, *nm*

postoperative, *adj* - postopératoire, *adj*

postoperative exam, *n* - examen postopératoire, *nm*

postoperative history, *n* - histoire postopératoire, *nf*

postoperative instructions, *n* - instructions postopératoire, *nf*

postoperative visit, *n* - visite postopératoire, *nf*

postpartum hemorrhage, *n* - hémorragie post-partum, *nf*

postprandial, *adj* - postprandial, *adj*

potable water, *n* - eau potable, *nf*

poverty, *n* - pauvreté, *nf*

practical nurse, *n* - infirmier/infirmière auxiliaire, *n*

pre-operation, *n* - pré-opération, *nf*

Precedex, *n* - Dexdor, *nm*; dexmédétomidine, *nf* → **dexmedetomidine**

precocious puberty, *n* - puberté précoce, *nf*

prediabetic, *adj* - prédiabétique, *adj*

prednisone, *n* - prédnisone, *nf*

preeclampsia, *n* - prééclampsie, *nf*

pregnancy, *n* - grossesse, *nf*

pregnancy test, *n* - test de grossesse, *nm*

pregnant, *adj* - enceinte, *adj*

Premarin, *n* - Premarin, *nm*; œstrogène, *nm* → **estrogen**

premature, *adj* - prématuré(e), *adj*

premature atrial contractions, *n* **[PAC]** - extrasystoles auriculaires, *nf*

premature birth, *n* - accouchement prématuré, *nm*

premature junctional contraction, *n* - extrasystole jonctionnelle, *nf*

premature ventricular contraction, *n* **[PVC]** - extrasystole ventriculaire, *nf* [ESV]

premolar, *n* - prémolaire, *nf*

preoperative evaluation, *n* - évaluation pré-opératoire, *nf*
prescribe, to, *v* - prescrire, *v*
prescribed medication, *n* - médicament sous prescription, *nm*
prescription, *n* - ordonnance, *nf*
prevalence, *n* - prévalence, *nf*
prevent, to, *v* - prévenir, *v*
prevention, *n* - prévention, *nf*
preventive treatment, *n* - traitement préventif, *nm*
previous, *adj* - précédent, *adj*
previously, *adv* - précédemment, *adv*
prick test, *n* - prick test, *nm*
primary care, *n* - soins primaires, *nm*
primary tooth, *n* - dent primaire, *nf*
prime, *n* - primaire, *nm*; adhésif dentaire, *nm*
primigravida, *n* - primigeste, *nm*
Proair, *n* - Proair, *nm*; Proventil, *nm*; salbutamol, *nm*; Ventoline, *nf* → **Proventil; albuterol; Ventolin**
probe depth, *n* - profondeur de la sonde, *nf*
problem, *n* - problème, *nm*
procedure, *n* - procédure, *nf*
prodrome, *n* - prodrome, *nm*
productive cough, *n* - toux productive, *nf*
products of conception, *n* [POC] - produits de conception, *nm*
progesterone, *n* - progestérone, *nf*
prognosis, *n* - pronostic, *nm*
prolapse, *n* - prolapsus, *nm*
promethazine, *n* - prométhazine, *nf*; Phenergan, *nm* → **Phenergan**
prone, *adj* - décubitus ventral, *adj*
prophylaxis, *n* - prophylaxie, *nf*

propofol, *n* - propofol, *nm*; Diprivan, *nm* → **Diprivan**
propranolol, *n* - propanolol, *nm* → **Inderal**
prostaglandin, *n* - prostaglandine, *nf*
prostate, *n* - prostate, *nf*
prosthesis, *n* - prothèse, *nf*
protamine sulfate, *n* - sulfate de protamine, *nm*
protein, *n* - protéine, *nf*
proteinuria, *n* - protéinurie, *nf*
prothrombin complex concentrate, *n* [PCC] - complexe concentré de prothrombine, *nm*; Kcentra, *nf* → **Kcentra**
prothrombin time, *n* [PT] - temps de prothrombine, *nm*
Proventil, *n* - Proventil, *nm*; salbutamol, *nm*; Proair, *nm*; Ventoline, *nf* → **albuterol; Proair; Ventolin**
provide for, to, *v* - prévoir, *v*
proximal, *adj* - proximal(e), *adj*
pruritic, *adj* - prurigineux/prurigineuse, *adj*
pruritus, *n* - prurit, *nm*
psoas, *n* - psoas, *nm*
psoriasis, *n* - psoriasis, *nm*
psychiatrist, *n* - psychiatre, *n*
psychiatry, *n* - psychiatrie, *nf*
psychoactive drug, *n* - psychotrope, *nm*; substance psychoactive, *nf*
psychologist, *n* - psychologue, *nm*
PT (prothrombin time), *n* - temps de prothrombine, *nm*
PTT (partial thromboplastin time), *n* - temps de céphaline activée, *nm*
pubertal development, *n* - développement pubertaire, *nm*
puberty, *n* - puberté, *nf*

pubic bone, *n* - pubis, *nm*; os pubien, *nm*
pubic lice, *n* - poux pubiens, *nm*; morpions, *nm*
public health, *n* - santé publique, *nf*
pull a tooth, to, *v* - arracher une dent, *v* → **extract a tooth, to**
pulmonary atresia, *n* - atrésie de la valve pulmonaire, *nf*
pulmonary embolism, *n* **[PE]** - embolie pulmonaire, *nf*
pulmonary fibrosis, *n* - fibrose pulmonaire, *nf*
pulmonary function tests, *n* **[PFT]** - exploration fonctionnelle pulmonaire, *nf*
pulmonologist, *n* - pneumologue, *n*
pulmonology, *n* - pneumologie, *nf*
pulp, *n* - pulpe, *nf*
pulpitis, *n* - pulpite, *nf*
pulse oximeter, *n* - oxymètre de pouls, *nm*
pumice, *n* - pierre ponce, *nf*
pump, to, *v* - pomper, *v*
pupil, *n* - pupille, *nf*
purify, to, *v* - purifier, *v*
purple, *adj* - pourpre, *adj*
pus, *n* - pus, *nm*
push, to, *v* - pousser, *v*
Push! - Poussez !
pustule, *n* - pustule, *nf*
put, to, *v* - mettre, *v*
PUV (posterior urethral valves), *n* - valves de l'urètre postérieur, *nf* [VUP]
PVC (premature ventricular contraction), *n* - extrasystole ventriculaire, *nf* [ESV]
pyelonephritis, *n* - pyélonéphrite, *nf*
pyloric stenosis, *n* - sténose du pylore, *nf*
pylorus, *n* - pylore, *nm*

pyridoxine, *n* - pyridoxine, *nf*
pyuria, *n* - pyurie, *nf*

Q

quadriceps, *n* - quadriceps, *nm*
quarantine, *n* - quarantaine, *nf*

R

rabies, *n* - rage, *nf*
racemic epinephrine, *n* - épinéphrine racémique, *nf*
rachitic rosary, *n* - chapelet rachitique, *nm*
radial artery, *n* - artère radiale, *nf*
radiologist, *n* - radiologue, *n*
radiology, *n* - radiologie, *nf*
radiology technician, *n* - technicien(ne) en radiologie, *n*
radius, *n* - radius, *nm*; os radial, *nm*
raise, to, *v* - élever, *v*
rape, *n* - viol, *nm*
rape, to, *v* - violer, *v*
rare (of steak), *adj* - saignant(e), *adj*
rash, *n* - éruption cutanée, *nf*
rash with fill bubbles, *n* - éruption bulleuse, *nf*
RBC (red blood cell), *n* - globule rouge, *nm*
reaction, *n* - réaction, *nf*
reactive arthritis, *n* - arthrite réactionnelle, *nf*
recent, *adj* - récent, *adj*
recession, *n* - tirage, *nm*
rectal, *adj* - rectal, *adj*
rectal bleeding, *n* - rectorragie, *nf*; saignement rectal, *nm*
rectal pain, *n* - douleur rectale, *nf*
rectal prolapse, *n* - prolapsus rectal, *nm*
rectal temperature, *n* - température rectale, *nf*
rectocele, *n* - rectocèle, *nf*

rectosigmoid, *n* - rectosigmoïde, *nf*
rectosigmoidoscopy, *n* - rectosigmoidoscopie, *nf*
rectum, *n* - rectum, *nm*
recurrent, *adj* - récurrent, *adj*
red, *n* - rouge, *nm*
red blood cell, *n* **[RBC]** - globule rouge, *nm*
red skin, *n* - peau érythémateuse, *nf*
redness, *n* - rougeur, *nf*
reduce, to, *v* - réduire, *v*
refer, to, *v* - référer, *v*
refractory to treatment, *n* - réfractaire au traitement, *nm*
registered nurse, *n* **[RN]** - infirmier/infirmière diplômé(e) d'état, *n*
Reglan, *n* - Primpéran, *nm*; métoclopramide, *nm*
→ **metoclopramide**
regurgitation, *n* - régurgitation, *nf*
rehydrate, to, *v* - réhydrater, *v*
rehydration, *n* - réhydratation, *nf*
relationship, *n* - relation, *nf*
relative, *n* - parent(e), *n*
relax, to, *v* - détendre, se, *v*
religion, *n* - religion, *nf*
remission, to be in, *v* - rémission, être en, *v*
removal, *n* - ablation, *nf*
remove sutures, to, *v* - enlever les sutures, *v*
remove, to, *v* - enlever, *v*
renal, *adj* - rénal, *adj*
repeat labs, to, *v* - répéter les bilans, *v*
repeat, to, *v* - répéter, *v*
replace, to, *v* - remplacer, *v*
resect, to, *v* - réséquer, *v*
resection, *n* - résection, *nf*
reservation, *n* - réservation, *nf*
reserve, to, *v* - réserver, *v*

reserved, *adj* - réservé(e), *adj*
→ **booked**
resident, *n* - interne, *n*
resort, *n* - club vacances, *nm*
respiratory depression, *n* - dépression respiratoire, *nf*
respiratory rate, *n* - fréquence respiratoire, *nf*
respiratory support, *n* - assistance respiratoire, *nf*
respiratory syncytial virus, *n* **[RSV]** - virus respiratoire syncytial, *nm* [RSV]
respiratory therapist, *n* - thérapeute respiratoire, *n*; inhalothérapeute, *n*
rest, *n* - repos, *nm*
rest, to, *v* - reposer, *v*
restaurant, *n* - restaurant, *nm*
restoration, *n* - restauration, *nf*
restraints, *n* - contentions physiques, *nm*; entraves, *nf*
result, *n* - résultat, *nm*
resuscitation, *n* - réanimation, *nf*
retained products of conception, *n* - rétention de produits de conception, *nf*
retainer, *n* - gouttière, *nf*
retract, to, *v* - rétracter, *v*
retraction, *n* - tirage, *nm*
retractor, *n* - écarteur, *nm*; rétracteur, *nm*
retroflexed uterus, *n* - utérus rétrofléchi, *nm*
retroflexion, *n* - rétroflexion, *nf*
retrograde, *adj* - rétrograde, *adj*
retroperitoneal, *adj* - rétropéritonéal, *adj*
retropharyngeal abscess, *n* - abcès rétropharyngé, *nm*
retroverted uterus, *n* - rétroversion utérine, *nf*

return, to, *v* - revenir, *v*
reusable, *adj* - réutilisable, *adj*
reversible, *adj* - réversible, *adj*
Reye syndrome, *n* - syndrome de Reye, *nm*
Rh (RhoGAM) immune globulin shot, *n* - injection d'immunoglobuline Rh (RhoGAM), *nf*
Rh immune globulin, *n* - immunoglobuline Rh, *nf*; RhoGAM, *nf* → **RhoGAM**
Rh incompatibility, *n* - incompatibilité rhésus, *nf*
rhabdomyolysis, *n* - rhabdomyolyse, *nf*
rheumatic fever, *n* - rhumatisme articulaire aigu, *nm*
rheumatic heart disease, *n* - cardiopathie rhumatismale, *nf*
rhinitis, *n* - rhinite, *nf*
rhinorrhea, *n* - rhinorrhée, *nf*
Rho(D) immune globulin, *n* - immunoglobuline anti-D, *nf*; RhoGAM, *nf* → **RhoGAM**
RhoGAM, *n* - RhoGAM, *nf*; immunoglobuline Rh, *nf* → **Rh immune globulin**
rib, *n* - côte, *nf*
rice, *n* - riz, *nm*
rickets, *n* - rachitisme, *nm*
rifampin, *n* - rifampine, *nf*
right, *adj* - droit(e), *adj*
rigid, *adj* - rigide, *adj*
ringworm, *n* - teigne, *nf*
rinse, to, *v* - rincer, *v*
risk factor, *n* - facteur de risque, *nm*
road, *n* - route, *nf*
Robaxin, *n* - Lumirelax, *nf*; méthocarbamol, *nm* → **methocarbamol**
Rocephin, *n* - Rocéphine, *nf*; céftriaxone, *nf* → **ceftriaxone**
rocuronium, *n* - rocuronium, *nm*
ronchi, *n* - ronchi, *nm*; râle ronflant, *nm*
rongeur, *n* - pince dentaire, *nf*; pince rongeur, *nf*
roof of mouth, *n* - palais, *nm*
room, *n* - pièce, *nf*
room service, *n* - service d'étage, *nm*; service en chambre, *nm*
root, *n* - racine, *nf*
root canal, *n* - canal radiculaire, *nm*
rotary file, *n* - lime rotative, *nf*
rotavirus, *n* - rotavirus, *nm*
round trip ticket, *n* - billet aller-retour, *nm*
roundworm, *n* - ascaris, *nm*; ascaride, *nm*; Ascaris lumbricoides, *nm* → **Ascaris lumbricoides**
RSV (respiratory syncytial virus), *n* - virus respiratoire syncytial, *nm* [RSV]
rub, *n* - frottement, *nm*
rubber dam, *n* - digue dentaire, *nf*
rubber dam clamp, *n* - crampon pour digue dentaire, *nm*
rubella, *n* - rubéole, *nf*
rupture, *n* - rupture, *nf*
rupture of membranes, *n* - rupture des membranes, *nf*
rupture, to, *v* - déchirer, *v*

S

safe, *adj* - sûr, *adj*; en sécurité, *adj*
sagittal, *adj* - sagittal(e), *adj*
salbutamol, *n* - salbutamol, *nm*
salicylic acid, *n* - acide salicylique, *nm*
saliva, *n* - salive, *nf*
saliva ejector, *n* - ejecteur de salive, *nm*
salivary duct, *n* - canal salivaire, *nm*

salivary gland, *n* - glande salivaire, *nf*
salivary gland swelling, *n* - glande salivaire gonflée, *nf*
salmonella, *n* - salmonelle, *nf*
salpingitis, *n* - salpingite, *nf*
salt, *n* - sel, *nm*
Sandostatin, *n* - Sandostatine, *nf*; octréotide, *nm* → **octreotide**
saphenous, *n* - saphène, *nf*
sarcoidosis, *n* - sarcoïdose, *nf*
sarcoma, *n* - sarcome, *nm*
sausage-shaped mass, *n* - masse en forme de boudin, *nf*
scab, *n* - croûte, *nf*; escarre, *nf*
scabies, *n* - gale, *nf*
scale (weighing device), *n* - balance, *nf*
scaler, *n* - écailleur, *nm*
scaling and root planing, *n* - détartage et surfaçage de racine, *nm*
scalp, *n* - cuir chevelu, *nm*
scalpel, *n* - scalpel, *nm*
scapula, *n* - os scapulaire, *nm*; scapula, *nm*; omoplate, *nf*
scar, *n* - cicatrice, *nf*
scarlet fever, *n* - scarlatine, *nf*
SCFE (slipped capital femoral epiphysis), *n* - épiphysiolyse fémorale supérieure, *nf*
schizoaffective disorder, *n* - trouble schizo-affectif, *nm*
schizophrenia, *n* - schizophrénie, *nf*
schizophreniform disorder, *n* - trouble schizophréniforme, *nm*
scissors, *n* - ciseaux, *nm*
scoliosis, *n* - scoliose, *nf*
scratch an itch, to, *v* - gratter un prurit, *v*; gratter, se, *v*
scratch, to, *v* - gratter, *v*
screening, *n* - dépistage, *nm*

scurvy, *n* - scorbut, *nm*
sealant, *n* - scellement de sillons, *nm*; scellant, *nm*
sealer, *n* - scellant dentaire, *nm*
seat, *n* - siège, *nm*
second degree heart block type 1 - Mobitz I Wenckebach, *n* - bloc atrio-ventriculaire de deuxième degré - Mobitz 1 Wenckebach, *nm*
second degree heart block type 2 - Mobitz 2, *n* - bloc atrio-ventriculaire de deuxième degré - Mobitz 2, *nm*
sectional matrix, *n* - matrice sectionnelle, *nf*
sectional ring, *n* - anneau dentaire, *nm*; matrice tofflemire bombées, *nf*
sedate, to, *v* - sédater, *v*
sedated, *adj* - sédaté, *adj*
sedative, *n* - sédatif, *nm*
sedentary, *adj* - sédentaire, *adj*
sediment, *n* - sédiment, *nm*
see, to, *v* - voir, *v*
seizure, *n* - convulsion, *nf*; crise d'épilepsie, *nf*
semen, *n* - sperme, *nm*
sensitive, *adj* - sensible, *adj*
sensitive teeth, *n* - dents sensibles, *nf*
sensitivity to cold, *n* - sensibilité au froid, *nf*
sensory, *adj* - sensoriel(le), *adj*
sepsis, *n* - sepsis, *nm*
septic, *adj* - septique, *adj*
septic arthritis of the hip, *n* - arthrite septique de la hanche, *nf*
septicemia, *n* - sépticémie, *nf*
serology, *n* - sérologie, *nf*
sertraline, *n* - sertraline, *nf*; Zoloft, *nf* → **Zoloft**
serum, *n* - sérum, *nm*

serum electrolyte levels, *n* - ionogramme sanguin, *nm*
serum haptoglobin, *n* - haptoglobine sérique, *nf*
serum sickness, *n* - maladie sérique, *nf*
serve, to, *v* - servir, *v*
sexual abuse, *n* - abus sexuel, *nm*
sexual disorder, *n* - trouble sexuel, *nm*
sexual education, *n* - éducation sexuelle, *nf*
sexual intercourse, *n* - rapport sexuel, *nm*
sexual partners, *n* - partenaires sexuels, *n*
sexually transmitted disease, *n* [STD] - maladie sexuellement transmissible, *nf* [MST]
sexually transmitted disease testing, *n* - test pour les maladies sexuellement transmissibles, *nm*
sexually transmitted infection, *n* [STI] - infection sexuellement transmissible, *nf* [IST]
shade, *n* - ombre, *nf*
shampoo, *n* - shampooing, *nm*
sharp, *adj* - aigu(ë), *adj*
sharp pain, *n* - douleur aiguë, *nf*
shigella, *n* - shigella, *nf*
shigellosis, *n* - shigellose, *nf*
shingles - herpès zoster, *nm*; zona, *nm* →**herpes zoster**
shirt, *n* - chemise, *nf*
shiver, to, *v* - frissonner, *v*
shockable rhythm, *n* - rythme choquable, *nm*
shoes, *n* - chaussures, *nf*
short stature, *n* - petite taille, *nf*
shorten, to, *v* - raccourcir, *v*
shorts, *n* - short, *nm*

shot (by a gun), *v* - blessé (par balle), *v*
shoulder, *n* - épaule, *nf*
shoulder dystocia, *n* - dystocie de l'épaule, *nf*
shower, to take a, *v* - prendre une douche, *v*
sialolith, *n* - calcul salivaire, *nm*
sick, *adj* - malade, *adj*
sick, to be, *v* - être malade, *v*
sickle cell anemia, *n* - anémie falciforme, *nf*; drépanocytose, *nf*
sickle cell disease with vaso-occlusive crisis, *n* - crise vaso-occlusive drépanocytaire, *nf*
side dish, *n* - garniture, *nf*; accompagnement, *nm*
side effect, *n* - effet secondaire, *nm*
SIDS (sudden infant death syndrome), *n* - syndrome de mort subite du nourrisson, *nm* [SMSN]
sightseeing tour, *n* - visite touristique, *nf*
sigmoid, *n* - sigmoïde, *nm*
signature, *n* - signature, *nf*
sinusitis, *n* - sinusite, *nf*
sister, *n* - sœur, *nf*
size, *n* - taille, *nf*
SJS (Stevens-Johnson syndrome), *n* - syndrome de Stevens-Johnson, *nm*
skin, *n* - peau, *nf*
skin rash, *n* - rash cutané, *nm*
skull, *n* - crâne, *nm*
SLE (lupus), *n* - lupus, *nm*
SLE (systemic lupus erythematosus), *n* - lupus érythémateux disséminé, *nm* [LED] →**lupus**
sleep, *n* - sommeil, *nm*
sleep apnea syndrome, *n* - syndrome d'apnée du sommeil, *nm*

sleep, to, *v* - dormir, *v*
slipped capital femoral epiphysis, *n* [SCFE] - épiphysiolyse fémorale supérieure, *nf*
slow heart rate, *n* - rythme cardiaque lent, *nm*; bradycardie, *nf* → **bradycardia**
slow speech, *n* - discours lent, *nm*; bradyphémie, *nf*
slowly, *adv* - doucement, *adv*
small, *adj* - petit(e), *adj*
small intestine, *n* - intestin grêle, *nm*
small volume, *n* - faible volume, *nm*
smallpox, *n* - variole, *nf*
smell, to, *v* - sentir une odeur, *v*
smoke a cigarette, to, *v* - fumer une cigarette, *v*
snoring, *n* - ronflement, *nm*
social history, *n* - histoire sociale, *nf*
social worker, *n* - assistant(e) social(e), *n*
socks, *n* - chaussettes, *nf*
sodium bicarbonate, *n* - bicarbonates de sodium, *nm*
sodium hypochlorite, *n* - hypochlorite de sodium, *nm* → **bleach**
sodium nitroprusside, *n* - nitroprussiate de sodium, *nm*; Nipride, *nm* → **Nipride**
soft palate, *n* - palais mou, *nm*
Solu-Cortef, *n* - Solu-Cortef, *nm*; hydrocortisone, *nf* → **hydrocortisone**
Solumedrol, *n* - Solumédrol, *nf*; méthylprédnisolone, *nf*; Médrol, *nf* → **methylprednisolone; Medrol**
solution, *n* - solution, *nf*
somnolent, *adj* - somnolent, *adj*
sonorous rale, *n* - râle ronflant, *nm*
sore mouth, *n* - stomalgie, *nf*

sore throat, *n* - mal de gorge, *nm*; gorge irritée, *nf*
sore tongue, *n* - glossalgie, *nf*
soreness under the chin, *n* - douleur sous le menton, *nf*
souffle carotidien pendant le segment ascendant rapide vif, *n* - souffle carotidien, *nm*
soup, *n* - soupe, *nf*
source of the illness, *n* - source de la maladie, *nf*
souvenir, *n* - souvenir, *nm*
spatula, *n* - spatule, *nf*
speak, to, *v* - parler, *v*
spectrum, *n* - spectre, *nm*
speculum, *n* - spéculum, *nm*
sphenoid, *n* - sphénoïde, *nm*
sphincter, *n* - sphincter, *nm*
spider bite, *n* - morsure d'araignée, *nf*
spina bifida, *n* - spina bifida, *nm*
spina bifida occulta, *n* - spina bifida fermée, *nm*; occulta, *nf*
spinal cord, *n* - moelle épinière, *nf*
spine, *n* - colonne vertébrale, *nf*; rachis, *nm*
Spiriva, *n* - Spiriva, *nm*; tiotropium bromure, *nm* → **tiotropium bromide**
spirometry test, *n* - spirométrie, *nf*
spleen, *n* - rate, *nf*
splint, *n* - attelle, *nf*
spoon, *n* - cuillère, *nf*
sport, *n* - sport, *nm*
spouse, *n* - épouse, *nf*; époux, *nm*; conjoint(e), *nm/nf*
spreader, *n* - spreader, *nm*; fouloir endodontique, *nm*
sputum, *n* - crachat, *nm*; expectoration, *nf*
sputum culture, *n* - culture des crachats, *nf*

staphylococcus, n - staphylocoque, nm
Staphylococcus aureus, n - Staphylococcus aureus, nm; staphylocoque doré, nm
statin, n - statine, nf
statistic, n - statistique, nf
stay, to, v - rester, v
STD (sexually transmitted disease), n - maladie sexuellement transmissible, nf [MST]
steatorrhea, n - stéatorrhée, nf
stenosis, n - sténose, nf
stent, n - stent, nm
sterile, adj - stérile, adj
sterile pyuria, n - pyurie aseptique, nf
sterile water, n - eau stérile, nf
sterilise, to, v - stériliser, v
sternal angle, n - angle sternal, nm
sternocleidomastoid, n - sterno-cléido-mastoïdien, nm
sternum, n - sternum, nm
stethoscope, n - stéthoscope, nm
Stevens-Johnson syndrome, n [SJS] - syndrome de Stevens-Johnson, nm
STI (sexually transmitted infection), n - infection sexuellement transmissible, nf [IST]
stick out one's tongue, to, v - tirer la langue, v
stillbirth, n - mort-né, nm
stimulant, adj - stimulant, adj
stink, to, v - puer, v
stomach, n - estomac, nm
stomach growling, n - grondements d'estomac, nm; gargouillis, nm
stomatitis, n - stomatite, nf
stone, n - pierre, nf
stool incontinence, n - incontinence fécale, nf

stool softener, n - laxatif émollient, nm
strangulated hernia, n - hernie étranglée, nf
strep pharyngitis, n - angine à streptoccoques, nf
Streptococcus pneumoniae, n - Streptocoque pneumoniae, nm
streptomycin, n - streptomycine, nf
stretch, to, v - étirer, v
stretcher, n - brancard, nm
stridor, n - stridor, nm
stroke, n - accident vasculaire cérébral, nm → **cerebrovascular accident**
Strongyloides stercoralis, n - Strongyloides stercoralis, nf; anguillule, nf
student, n - étudiant, nm
subacute, adj - subaiguë, adj
subdural hematoma, n - hématome sous-dural, nm
Sublimaze, n - Sublimaze, nf; fentanyl, nm → **fentanyl**
sublingual, adj - sublingual, adj
subluxation, n - subluxation, nf
subluxation of the radial head, n - coude de la nourrice, nm; subluxation de la tête radiale, nf → **nursemaid's elbow**
submandibular, adj - sous mandibulaire, adj
subway, n - métro, nm → **metro**
succinylcholine, n - suxaméthonium, nm
suck, to, v - sucer, v
sucralfate, n - sucralfate, nm
sudden death, n - mort subite, nf
sudden infant death syndrome, n [SIDS] - syndrome de mort subite du nourrisson, nm [SMSN]
sufficient, adj - suffisant(e), adj
sugar, n - sucre, nm

suicidal, to be, *v* - suicidaire, être, *v*
suicide attempt, *n* - tentative de suicide, *nf*
suitcase, *n* - valise, *nf*
sumatriptan, *n* - sumatriptan, *nm*; Imigrane, *nm* →**Imitrex**
sunken eyes, *n* - yeux enfoncés, *nm*
sunken fontanelles, *n* - fontanelles enfoncées, *nf*
superior, *adj* - supérieur(e), *adj*
supine, *adj* - décubitus dorsal, *adj*
suppository, *n* - suppositoire, *nm*
supraclavicular, *adj* - supraclaviculaire, *adj*
supraventricular, *adj* - supraventriculaire, *adj*
supraventricular tachycardia, *n* **[SVT]** - tachycardie supraventriculaire, *nf*
surgeon, *n* - chirurgien(ne), *n*
surgery, *n* - chirurgie, *nf*
surgical abortion, *n* - avortement chirurgical, *nm*
surgical gloves, *n* - gants chirurgicaux, *nm*
survive, to, *v* - survivre, *v*
survivor, *n* - survivant, *nm*
suture, *n* - suture, *nf*
SVT (supraventricular tachycardia), *n* - tachycardie supraventriculaire, *nf*
swallow, to, *v* - avaler, *v*
swelling, *n* - gonflement, *nm*
swollen finger, *n* - doigt gonflé, *nm*
symmetric, *adj* - symétrique, *adj*
sympathetic, *adj* - sympathique, *adj*
sympathomimetic, *adj* - sympathomimétique, *adj*
symptom, *n* - symptôme, *nm*
syndrome, *n* - syndrome, *nm*
syndromic facies, *n* - faciès syndromique, *nm*

synovial, *adj* - synovial, *adj*
synovial effusion, *n* - épanchement synovial, *nm*
syphilis, *n* - syphilis, *nf*
syringe, *n* - seringue, *nf*
systemic lupus erythematosus, *n* **[SLE]** - lupus érythémateux disséminé, *nm* [LED] →**lupus**
systolic blood pressure, *n* - pression artérielle systolique, *nf*

T

tachycardia, *n* - tachycardie, *nf* →**fast heart rate**
tachypnea, *n* - tachypnée, *nf*; respiration rapide, *nf* →**fast breathing**
tactile fremitus, *n* - frémitus tactile, *nm*
TAHBSO (total abdominal hysterectomy with bilateral salpingo-oophorectomy), *n* - hystérectomie abdominale totale avec salpingo-ovariectomie bilatérale, *nf* [HATSOB]
take off, to, *v* - décoller, *v*
tapeworm, *n* - ténia, *nm*
TAPVR (total anomalous pulmonary venous return), *n* - retour veineux pulmonaire anormal total, *nm*
target sign, *n* - image en cocarde, *nf*
tarsal bone, *n* - tarse, *nm*
taste bud, *n* - papille gustative, *nf*
taste, to, *v* - goûter, *v*
TAVR (transcatheter aortic valve replacement), *n* - remplacement valvulaire aortique par cathéter, *nm*
taxi, *n* - taxi, *nm*
TB (tuberculosis), *n* - tuberculose, *nf*
TCA (tricyclic antidepressant), *n* - antidépresseur tricyclique, *nm*
tea, *n* - thé, *nm*
teach, to, *v* - enseigner, *v*

teacher, n - enseignant, *nm*
tear, n - larme, *nf*
technetium scan, n - scan au technétium, *nm*
technician, n - technicien(ne), *n*
technique, n - technique, *nf*
technology, n - technologie, *nf*
teeth, n - dents, *nf*
teeth cleaning, n - détartrage, *nm*
teeth whitening, n - blanchiment, *nm*; éclaircissement des dents, *nm*
temporary, adj - provisoire, *adj*
temporary filling material, n - matériau d'obturation provisoire, *nm*
temporomandibular joint, n [TMJ] - articulation temporo-mandibulaire, *nf* [ATM]
temporomandibular joint pain, n - douleur de l'articulation temporo-mandibulaire, *nf*
tenderness, n - douleur à la palpation, *nf*; sensibilité, *nf*
teratogen, adj - tératogène, *adj*
teratoma, n - tératome, *nm*
terbutaline, n - terbutaline, *nf*; Bricanyl, *nm* → **Bricanyl**
terminal disease, n - maladie terminale, *nf*
Tessalon perles, n - Tessalon, *nm*; benzonatate, *nm* → **benzonatate**
test for infection, n - test pour détecter une infection, *nm*
testicle, n - testicule, *nm*
testicles, n - testicules, *nm*
testicular torsion, n - torsion testiculaire, *nf*
tetanus vaccine, n - vaccin antitétanique, *nm*
tetracycline, n - tétracycline, *nf*
tetralogy of Fallot, n - tétralogie de Fallot, *nf*

thalassemia, n - thalassémie, *nf*
thank you, n/adj - merci, *nm*
theophylline, n - théophylline, *nf*
therapeutic, adj - thérapeutique, *adj*
therapy, n - thérapie, *nf*
thiamine, n - thiamine, *nf*;vitamine B1 → **vitamin B1**
thick, adj - épais, *adj*
thigh, n - cuisse, *nf*
thin, adj - mince, *adj*
think, to, v - penser, *v*
third degree heart block, n - bloc atrio-ventriculaire de troisième degré, *nm*
thirst, n - soif, *nf*
thoracic, adj - thoracique, *adj*
thoracic CT angiography, n - angioscanner thoracique, *nm*
thoracic CT scan, n - scanner thoracique, *nm*
threatened abortion, n - menace d'avortement, *nf*
three, n/adj - trois, *nm/adj*
throat, n - gorge, *nf*
throbbing, adj - lancinant(e), *adj*
thromboembolism, n - thromboembolie, *nf*
thrombolytic, n/adj - thrombolytique, *adj*
thrombophlebitis, n - thrombophlébite, *nf*
thrombosis, n - thrombose, *nf*
thrombotic thrombocytopenic purpura, n [TTP] - purpura thrombotique thrombocytopénique, *nm*
thrombus, n - thrombus, *nm*
throw away, to, v - jeter, *v*
throw, to, v - lancer, *v*
thrush, n - muguet, *nm*
thumb, n - pouce, *nm*
thymus, n - thymus, *nm*

thyroid, *n* - thyroide, *nf*
thyroid stimulating hormone, *n* **[TSH]** - hormone thyréo-stimulante, *nf* [TSH]
thyroiditis, *n* - thyroïdite, *nf*
TIA (transient ischemic attack), *n* - accident ischémique transitoire, *nm* [AIT]
tibia, *n* - tibia, *nm*
ticagrelor, *n* - ticagrélor, *nm*; Brilique, *nm* → **Brilinta**
tick (insect), *n* - tique, *nf*
ticket, *n* - billet, *nm*
ticket office, *n* - guichet, *nm*
tidal volume, *n* - volume courant, *nm*
time, *n* - temps, *nm*
timolol, *n* - timolol, *nm*
tinea corporis, *n* - teigne du corps, *nf*
tinea versicolor, *n* - teigne versicolor, *nf*; pityriasis versicolor, *nm*
tingling, *n* - picotement, *nm*
tiotropium bromide, *n* - tiotropium bromure, *nm*; Spiriva, *nm* → **Spiriva**
tired, *adj* - fatigué, *adj*
tissue, *n* - tissu, *nm*
tissue plasminogen activator, *n* **[tPA]** - activateur tissulaire du plasminogène, *nm*
TMJ (temporomandibular joint), *n* - articulation temporo-mandibulaire, *nf* [ATM]
TOA (tubo-ovarian abscess), *n* - abcès tubo-ovarien, *nm*
tobacco, *n* - tabac, *nm*
today, *n/adv* - aujourd'hui, *adv*
toe, *n* - orteil, *nm*
tofflemeyer, *n* - matrice tofflemire, *nf*
tolerance, *n* - tolérance, *nf*

toll, *n* - péage, *nm*
tomorrow, *n/adv* - demain, *nm/adv*
tongue, *n* - langue, *nf*
tongue depressor, *n* - abaisse-langue, *nm*
tooth, *n* - dent, *nf*
tooth enamel demineralization, *n* - déminéralisation de l'émail dentaire, *nf*
tooth slooth, *n* - instrument de détection de fracture, *nm*; tooth slooth, *nm* → **fracture detector**
tooth that will soon erupt, *n* - dent en voie d'éruption, *nf*
toothache, *n* - mal aux dents, *nm*; maux de dents, *nm*
toothbrush, *n* - brosse à dents, *nf*
toothpaste, *n* - dentifrice, *nm*
topical anesthesia, *n* - anesthésie topique, *nf*
Toprol, *n* - métoprolol, *nm* → **metoprolol; Lopressor**
toradol, *n* - kétorolac trométhamine, *nm* → **Ketorolac**
tori, *n* - torus, *nm*; exostose osseuse dentaire, *nf* → **exostosis**
torsion, *n* - torsion, *nf*
torticollis, *n* - torticolis, *nm*
total abdominal hysterectomy with bilateral salpingo-oophorectomy, *n* **[TAHBSO]** - hystérectomie abdominale totale avec salpingo-ovariectomie bilatérale, *nf* [HATSOB]
total anomalous pulmonary venous return, *n* **[TAPVR]** - retour veineux pulmonaire anormal total, *nm*
tour guide, *n* - guide touristique, *nm*
tour operator, *n* - voyagiste, *nm*
tourist office, *n* - office de tourisme, *nm*
toxic, *adj* - toxique, *adj*

toxic ingestion, *n* - intoxication, *nf*
toxicity, *n* - toxicité, *nf*
toxoplasmosis, *n* - toxoplasmose, *nf*
tPA (tissue plasminogen activator), *n* - activateur tissulaire du plasminogène, *nm*
trachea, *n* - trachée, *nf*
tracheomalacia, *n* - trachéomalacie, *nf*
train, *n* - train, *nm*
train station, *n* - gare ferroviaire, *nf*
tramadol, *n* - tramadol, *nm*
→ **Ultram**
Trandate, *n* - Trandate, *nm*; labétolol, *nm* → **labetalol**
transcatheter aortic valve replacement, *n* **[TAVR]** - remplacement valvulaire aortique par cathéter, *nm*
transfuse, to, *v* - transfuser, *v*
transfusion, *n* - transfusion, *nf*
transient, *adj* - transitoire, *adj*
transient ischemic attack, *n* **[TIA]** - accident ischémique transitoire, *nm* [AIT]
transient tachypnea of the newborn, *n* **[TTN]** - tachypnée transitoire du nouveau-né, *nf*
transient toxic synovitis, *n* - synovite aiguë transitoire, *nf*; rhume de hanche, *nm*
translator, *n* - traducteur/traductrice, *n*
transplant, *n* - greffon, *nm*; transplant, *nm*
transportation, *n* - transport, *nm*
transposition of the great arteries, *n* - transposition des gros vaisseaux, *nf*
transvaginal, *adj* - transvaginal(e), *adj*
trashcan, *n* - poubelle, *nf*
trauma, *n* - blessure, *nf*

travel, *n* - voyage, *nm*
travel agency, *n* - agence de voyage, *nf*
travel insurance, *n* - assurance voyages, *nf*
travel, to, *v* - voyager, *v*
treadmill stress test, *n* - épreuve d'effort sur tapis roulant, *nf*
treat, to, *v* - traiter, *v*
treatment, *n* - traitement, *nm*
trend, *n* - tendance, *nf*
trephination, *n* - trépanation, *nf*
Treponema pallidum, *n* - Treponema pallidum, *nm*
triacylglyceride, *n* - triacylglyceride, *nf*
triamcinolone, *n* - triamcinolone, *nf*
→ **Oracort**
triceps, *n* - triceps, *nm*
trichomoniasis, *n* - trichomonase, *nf*
tricuspid atresia, *n* - atrésie de la valve tricuspide, *nf*
tricuspid valve, *n* - valve tricuspide, *nf*
tricyclic antidepressant, *n* **[TCA]** - antidépresseur tricyclique, *nm*
trimester, *n* - trimestre, *nm*
trimethoprim/sulfamethoxazole, *n* - triméthoprime/sulfaméthoxazole, *nm*; Bactrim, *nm*
→ **Bactrim**
trismus, *n* - trismus, *nm*
trisomy 21, *n* - trisomie 21, *nf*; Syndrome de Down, *nm* → **Down syndrome**
triteration, *n* - trituration, *nf*
trochar, *n* - trocart, *nm*
troponin, *n* - troponine, *nf*
truncus arteriosus, *n* - tronc artériel commun, *nm*
trunk, *n* - tronc, *nm*

TSH (thyroid stimulating hormone), *n* - hormone thyréo-stimulante, *nf* [TSH]

TTN (transient tachypnea of the newborn), *n* - tachypnée transitoire du nouveau-né, *nf*

TTP (thrombotic thrombocytopenic purpura), *n* - purpura thrombotique thrombocytopénique, *nm*

tubal ligation, *n* - ligature des trompes, *nf*

tubal pregnancy, *n* - grossesse tubaire, *nf*

tube, *n* - tube, *nm*

tubercle, *n* - tubercule, *nm*

tuberculoma, *n* - tuberculome, *nm*

tuberculosis, *n* [TB] - tuberculose, *nf*

tuberosity, *n* - tubérosité, *nf*

tubo-ovarian abscess, *n* [TOA] - abcès tubo-ovarien, *nm*

tumor, *n* - tumeur, *nf*

Turner syndrome, *n* - syndrome de Turner, *nm*

twice a day, *adv* - deux fois par jour, *adv* → **b.i.d.; two times per day**

twins, *n* - jumeaux/jumelles, *n*

two, *n/adj* - deux, *nm/adj*

two times per day, *adv* - deux fois par jour, *adv* → **b.i.d.; twice a day**

Tylenol, *n* - Tylenol, *nm*; acétaminophène, *nm*; paracétamol, *nm*; Doliprane, *nm* → **acetaminophen**

type, *n* - groupe, *nm*

typhoid fever, *n* - fièvre typhoïde, *nf*

typical antipsychotic, *n* - antipsychotique typique, *nm*; antipsychotique de 1ère génération, *nm* → **1st generation antipsychotic**

U

UA (urinalysis), *n* - analyse d'urine, *nf*

ulcer, *n* - ulcération, *nf*; ulcère, *nm*

ulna, *n* - ulna, *nm*; cubitus, *nm*

Ultram, *n* - tramadol, *nm* → **tramadol**

ultrasonic, *adj* - ultrasonique, *adj*

ultrasonography, *n* - échographie, *nf*

ultrasound, *n* - échographie, *nf*; ultrason, *nm*

umbilical cord, *n* - cordon ombilical, *nm*

umbilical hernia, *n* - hernie ombilicale, *nf*

umbilicus, *n* - ombilic, *nm*; nombril, *nm*

Unasyn, *n* - Unacim, *nm*; ampicilline/sulbactam, *nf/nm* → **ampicillin/sulbactam**

uncle, *n* - oncle, *nm*

uncomfortable, *adj* - inconfortable, *adj*

unconjugated bilirubin, *n* - bilirubine non conjuguée, *nf*

unconjugated hyperbilirubinemia, *n* - hyperbilirubinémie non conjuguée, *nf*

underbite, *n* - sous-occlusion, *nf*; prognathisme inférieur, *nm*

underdeveloped, *adj* - sous-développé(e), *adj*

underneath, *adv/prep* - sous, *adv/prep*; en dessous de, *adv*

understand, to, *v* - comprendre, *v*

undescended testis, *n* - cryptorchidie, *nf* → **cryptorchidism**

unerupted tooth, *n* - dent incluse, *nf*

uniform, *n* - uniforme, *nf*

unilateral, adj - unilatéral(e), adj
university, n - université, nf
unresponsive, adj - insensible, adj
until, prep - jusqu'à, adv
unwanted pregnancy, n - grossesse non désirée, nf
upper, adj - supérieur(e), adj
upper extremity, n - membre supérieur, nm
upper respiratory infection, n [URI] - infection respiratoire haute, nf
upper tooth, n - dent du haut, nf
urea, n - urée, nf
uremia, n - urémie, nf
ureter, n - uretère, nm
urethra, n - urètre, nm
urgent care, n - soins d'urgence, nm
URI (upper respiratory infection), n - infection respiratoire haute, nf
urinalysis, n [UA] - analyse d'urine, nf
urinary incontinence, n - incontinence urinaire, nf
urinary tract infection, n [UTI] - infection des voies urinaires, nf
urine analysis, n - analyse d'urine, nf → **urinalysis**
urine pregnancy test, n - test de grossesse, nm
urine sample, n - échantillon d'urine, nm
urology, nm - urologie, nf
urticarial, n - urticarien(ne), adj
use of accessory respiratory muscles, n - utilisation des muscles respiratoires accessoires, nf
uterine fibroid, n - fibrome utérin, nm → **leiomyoma**
uterine prolapse, n - prolapsus utérin, nm

uterine rupture, n - rupture utérine, nf
uterus, n - utérus, nm
UTI (urinary tract infection), n - infection des voies urinaires, nf

V

vacancy, n - vacance, nf; disponibilité, nf
vacation, n - vacances, nf
vaccinated, adj - vacciné, adj
vaccination, n - vaccination, nf
vaccine, n - vaccin, nm
vagina, n - vagin, nm
vaginal birth after cesarean, n [VBAC] - accouchement vaginal après césarienne, nm [AVAC]
vaginal bleeding, n - saignement vaginal, nm
vaginal discharge, n - pertes blanches, nf; pertes vaginales, nf
vaginal hysterectomy, n - hystérectomie vaginale, nf
vaginal vault, n - voûte vaginale, nf
vaginitis, n - vaginite, nf
vaginosis, n - vaginose, nf
vagus nerve, n - nerf vague, nm
Valium, n - Valium, nm; diazépam, nm → **diazepam**
valproic acid, n - divalproate de sodium, nm; Dépakine, nf → **Depakote**
valve, n - valve, nf
valvular heart disease, n - valvulopathie, nf
valvular regurgitation, n - reflux valvulaire, nm
valvular stenosis, n - sténose valvulaire, nf
valvuloplasty, n - valvuloplastie, nf
variable deceleration, n - décélération variable, nf
varicella, n - varicelle, nf

varicella zoster virus, *n* - virus de la varicelle, *nf*; zona, *nm*
varicose veins, *n* - varices, *nf*
vasa previa, *n* - vasa praevia, *nm*; vaisseaux praevia, *nm*
vascular, *adj* - vasculaire, *adj*
vasculitis, *n* - vascularite, *nf*
vasoconstriction, *n* - vasoconstriction, *nf*
vasoconstrictor, *n* - vasoconstricteur, *nm*
vasodilation, *n* - vasodilatation, *nf*
vasodilator, *n* - vasodilatateur, *nm*
VBAC (vaginal birth after cesarean), *n* - accouchement vaginal après césarienne, *nm* [AVAC]
VC (vital capacity), *n* - capacité vitale, *nf*
vegetable, *n* - légume, *nm*
vein, *n* - veine, *nf*
venous blood, *n* - sang veineux, *nm*
ventilation, *n* - ventilation, *nf*
Ventolin, *n* - Ventoline, *nf*; salbutamol, *nm*; Proventil, *nm*; Proair, *nm* → **Proventil; albuterol; Proair**
ventricle, *n* - ventricule, *nm*
ventricular assist device, *n* - dispositif d'assistance ventriculaire, *nm*
ventricular failure, *n* - insuffisance ventriculaire, *nf*
ventricular fibrillation, *n* - fibrillation ventriculaire, *nf*
ventricular septal defect, *n* [VSD] - communication interventriculaire, *nf*
ventricular tachycardia, *n* - tachycardie ventriculaire, *nf*
Versed, *n* - Versed, *nm*; midazolam, *nm* → **midazolam**
vertebra, *n* - vertèbre, *nf*
vertebrae, *n* - vertèbres, *nm*
vesicle, *n* - vésicule, *nf*
vesicoureteric reflux, *n* - reflux vésico-urétéral, *nm*
Vibrio cholerae, *n* - Vibrio cholerae, *nm*; vibrion cholérique, *nm*; bacille virgule, *nm*
Vibrio parahaemolyticus, *n* - Vibrio parahaemolyticus, *nm*
viral, *adj* - viral, *adj*
viral exanthem, *n* - exanthème viral, *nm*
virus, *n* - virus, *nm*
visa, *n* - visa, *nm*
viscous, *adj* - visqueux/visqueuse, *adj*
vision loss, *n* - perte de la vision, *nf*
Vistaril, *n* - Atarax, *nm*; hydroxyzine, *nf* → **hydroxyzine**
vital capacity, *n* [VC] - capacité vitale, *nf*
vitamin, *n* - vitamine, *nf*
vitamin B1, *n* - vitamine B1; thiamine, *nf* → **thiamine**
vitamin B3, *n* - vitamine B3, *nf*; niacine, *nf* → **niacin**
vitamin D, *n* - vitamine D, *nf*
vitamin supplement, *n* - supplément vitaminique, *nm*
vocabulary, *n* - vocabulaire, *nm*
vocal cords, *n* - cordes vocales, *nf*
voice, *n* - voix, *nf*
volunteer, *n* - bénévole, *nm*
volunteer from another country, *n* - bénévole d'un autre pays, *nm*
vomit, *n* - vomi, *nm*; vomissement, *nm*
vomit blood, to, *v* - vomir du sang, *v*
vomit, to, *v* - vomir, *v*
vomiting blood, *n* - hématémèse, *nf* → **hematemesis**

VSD (ventricular septal defect), n - communication interventriculaire, *nf*
vulva, n - vulve, *nf*
vulvovaginitis, n - vulvovaginite, *nf*

W

waist, n - taille, *nf*
waiter, n - serveur, *nm*
waiting room, n - salle d'attente, *nf*
waitress, n - serveuse, *nf*
walk, to, v - marcher, *v*
wandering atrial pacemaker, n - rythme auriculaire multifocal, *nm*; wandering pacemaker auriculaire, *nm*
Warfarin, n - Warfarine, *nm* → **coumadin**
warning signs, n - signes d'alerte, *nm*
warts, n - verrues, *nf*
wash, n - lavage, *nm*
wash hands, to, v - laver les mains, se, *v*
wash, to, v - laver, *v*
water, n - eau, *nf*
water pill, n - diurétique, *nm* → **diuretic**
wax, n - cire, *nf*
weak, adj - faible, *adj*
weak cervix, n - incompétence cervicale, *nf*
weak muscular tone, n - tonus musculaire faible, *nm*; hypotonie, *nf* → **hypotonia**
wedge, n - coin interdentaire, *nm*
week, n - semaine, *nf*
weekly, adj/adv - hebdomadaire, *adj/adv*
weight, n - poids, *nm*
weight changes, n - changement de poids, *nm*
weight gain, n - prise de poids, *nf*
weight loss, n - perte de poids, *nf*
weight of stool, n - poids des selles, *nm*
well defined, adj - bien défini(e), *adj*
well done (of steak), adj - bien cuit(e), *adj*
wheeze, n - râle sibilant, *nm*
wheezing, n - râle sibilant, *nm*; sibilance, *nf*
Where?, adv - Où?, *adv*
whispered pectoriloquy, n - pectoriloquie aphone, *nf*
white blood cell, n - globule blanc, *nm*
white coat, n - blouse blanche, *nf*
white coat hypertension, n - hypertension de la blouse blanche, *nf*
WHO (World Health Organization), n - Organisation Mondiale de la Santé, *nf* [OMS]
whooping cough, n - coqueluche, *nf* → **pertussis**
widow, n - veuve, *nf*
wife, n - femme, *nf*
Wilms' tumor, n - tumeur de Wilms, *nf*
Wilson disease, n - maladie de Wilson, *nf*
wine, n - vin, *nm*
wisdom tooth, n - dent de sagesse, *nf*
withdrawal, n - sevrage, *nm*
withdrawal symptoms, to have, v - état de manque, être en, *v*
woman, n - femme, *nf*
womb, n - utérus, *nm*
Wood's light, n - lumière de Wood, *nf*
work injury, n - accident du travail, *nm*
work, to, v - travailler, *v*

World Health Organization, *n* **[WHO]** - Organisation Mondiale de la Santé, *nf* [OMS]

worm, *n* - ver, *nm*

worse, *adj* - pire, *adj*

worsen, to, *v* - empirer (s'), *v*

wound, *n* - blessure, *nf*

wound care, *n* - soin des plaie(s), *nm*

wound check, *n* - bilan lésionnel, *nm*

wrap, *n* - compression, *nf*

wrist, *n* - poignet, *nm*

X

X-ray, *n* - radiographie, *nf*

xerostomia, *n* - xérostomie, *nf*

xiphoid process, *n* - processus xiphoïde, *nm*

Y

year, *n* - an, *nm*

yeast infection, *n* - infection à levures, *nf*

yellow fever, *n* - fièvre jaune, *nf*

yellow skin, *n* - ictère, *nm* → **jaundice**

yellowing of eyes and skin, *n* - jaunissement des yeux ou de la peau, *nm*

Yersinia enterocolitica, *n* - Yersinia enterocolitica, *nf*

yesterday, *n/adv* - hier, *nm/adv*

Z

zero, *n* - zéro, *nm*

zirconia, *n* - zircone, *nf*

Zofran, *n* - Zophren, *nm*; ondansétron, *nm* → **ondansetron**

Zoloft, *n* - Zoloft, *nf*; sertraline, *nf* → **sertraline**

zoster, *n* - zona, *nm*

zygomatic bone, *n* - os zygomatique, *nm*

Zyprexa, *n* - Zyprexa, *nm*; olanzapine, *nf* → **olanzapine**

Zyvox, *n* - Zyvox, *nm*; linézolide, *nm* → **linezolid**

Travel

Voyage

admission fee, *n* - droit d'entrée, *nm*; tarif des billets d'entrée, *nm*
airport, *n* - aéroport, *nm*
amusement park, *n* - parc d'attraction, *nm*
arrivals, *n* - arrivées, *nf*
arrive, to, *v* - arriver, *v*
available room, *n* - chambre disponible, *nf*
backpack, *n* - sac à dos, *nm*
baggage, *n* - bagage, *nm*
→ **luggage**
baggage allowance, *n* - franchise bagages, *nf*
bellboy, *n* - groom, *nm*
bicycle, *n* - vélo, *nm*; bicyclette, *nf*
→ **bike**
bike, *n* - bicyclette, *nf*; vélo, *nm*
→ **bicycle**
boarding area, *n* - salle d'embarquement, *nf*
boat, *n* - bateau, *nm*
book, to, *v* - réserver, *v*
booked, *adj* - réservé(e), *adj*
→ **reserved**
breakfast, *n* - petit-déjeuner, *nm*
brochure, *n* - brochure, *nf*; prospectus, *nm*
bus, *n* - bus, *nm*
bus station, *n* - gare routière, *nf*
business district, *n* - quartier des affaires, *nm*
cancel, to, *v* - annuler, *v*
cancelled, *adj* - annulé(e), *adj*
car, *n* - voiture, *nf*
car rental, *n* - location de voitures, *nf*
check-in, *n* - enregistrement, *nm*
city, *n* - ville, *nf*
cruise, *n* - croisière, *nf*
customs, *n* - douane, *nf*

delayed, *adj* - retardé(e), *adj*
dessert, *n* - dessert, *nm*
dinner, *n* - dîner, *nm*
doctor, *n* - médecin, *nm*; docteur, *nm*
double bed, *n* - lit-double, *nm*
downtown, *n* - centre ville, *nm*
economy class, *n* - classe économique, *nf*
excess baggage, *n* - excédent de bagages, *nm*
first class, *n* - première classe, *nf*
flight, *n* - vol, *nm*
frequent traveller points/miles, *n* - points de fidélité, *nm*
guest, *n* - client, *nm*
guesthouse, *n* - maison d'hôte, *nf*
guided tour, *n* - visite guidée, *nf*
highway, *n* - autoroute, *nf*
hostel, *n* - hôtel, *nm*; auberge de jeunesse, *nf*
ID (identification card), *n* - carte d'identité, *nf*
identification card, *n* **[ID]** - carte d'identité, *nf*
immigration, *n* - immigration, *nf*
inn, *n* - auberge, *nf*
itinerary, *n* - itinéraire, *nm*
land, to, *v* - atterrir, *v*
landing, *n* - atterrissage, *nm*
lane, *n* - voie, *nf*
leave, to, *v* - partir, *v*
lobby, *n* - hall, *nm*
luggage, *n* - bagage, *nm*
→ **baggage**
lunch, *n* - déjeuner, *nm*
luxury hotel, *n* - hôtel de luxe, *nm*
main course, *n* - plat principal, *nm*
meal, *n* - repas, *nm*
medium (of steak), *adj* - à point, *adj*

Travel

metro, *n* - métro, *nm* → **subway**
museum, *n* - musée, *nf*
nurse, *n* - infirmier/infirmière, *nm/nf*
one-way ticket, *n* - billet aller simple, *nm*
order, to, *v* - commander, *v*
passenger, *n* - passager, *nm*
passport, *n* - passeport, *nm*
peak season, *n* - haute saison, *nm*
plane, *n* - avion, *nm*
please, *adv* - s'il vous plaît, *adv*; s'il te plaît, *adv*
rare (of steak), *adj* - saignant(e), *adj*
reservation, *n* - réservation, *nf*
reserve, to, *v* - réserver, *v*
reserved, *adj* - réservé(e), *adj* → **booked**
resort, *n* - club vacances, *nm*
restaurant, *n* - restaurant, *nm*
road, *n* - route, *nf*
room service, *n* - service d'étage, *nm*; service en chambre, *nm*
round trip ticket, *n* - billet aller-retour, *nm*
seat, *n* - siège, *nm*
see, to, *v* - voir, *v*
serve, to, *v* - servir, *v*
side dish, *n* - garniture, *nf*; accompagnement, *nm*
sightseeing tour, *n* - visite touristique, *nf*
souvenir, *n* - souvenir, *nm*
stay, to, *v* - rester, *v*
subway, *n* - métro, *nm* → **metro**
suitcase, *n* - valise, *nf*
take off, to, *v* - décoller, *v*
taxi, *n* - taxi, *nm*
thank you, *n/adj* - merci, *nm*
ticket, *n* - billet, *nm*
ticket office, *n* - guichet, *nm*
toll, *n* - péage, *nm*
tour guide, *n* - guide touristique, *nm*
tour operator, *n* - voyagiste, *nm*
tourist office, *n* - office de tourisme, *nm*
train, *n* - train, *nm*
train station, *n* - gare ferroviaire, *nf*
transportation, *n* - transport, *nm*
travel, *n* - voyage, *nm*
travel agency, *n* - agence de voyage, *nf*
travel insurance, *n* - assurance voyages, *nf*
travel, to, *v* - voyager, *v*
vacancy, *n* - vacance, *nf*; disponibilité, *nf*
vacation, *n* - vacances, *nf*
visa, *n* - visa, *nm*
volunteer, *n* - bénévole, *nm*
waiter, *n* - serveur, *nm*
waitress, *n* - serveuse, *nf*
well done (of steak), *adj* - bien cuit(e), *adj*

Ordre alphabétique français

Alphabetical French

1-10

17 hydroxyprogestérone, nf - 17 hydroxyprogesterone, n

A

à l'extérieur, adj - outside, adj → **dehors**
à point, adj - medium (of steak), adj
à terme, nm - full term, adj
abaisse-langue, nm - tongue depressor, n
abcès, nm - abscess, n
abcès périamygdalien, nm - peritonsillar abscess, n
abcès rétropharyngé, nm - retropharyngeal abscess, n
abcès tubo-ovarien, nm - tubo-ovarian abscess, n [TOA]
abdomen, nm - abdomen, n
ablation, nf - ablation, n; removal, n
ablation de cathéter, nf - catheter ablation, n
abrasion dentaire, nf - dental abrasion, n
absorption, nf - absorption, n
abus de drogue, nm - drug abuse, n
abus sexuel, nm - sexual abuse, n
abus sexuel sur mineur, nm - child sexual abuse, n
accident du travail, nm - work injury, n
accident ischémique transitoire, nm [AIT] - transient ischemic attack, n [TIA]
accident vasculaire cérébral, nm [AVC] - cerebrovascular accident, n [CVA]; stroke, n
accompagnement, nm - side dish, n → **garniture**
accouchement, nm - delivery, n
accouchement à domicile, nm - home birth, n
accouchement par le siège, nm - breech birth, n; breech delivery, n
accouchement prématuré, nm - premature birth, n
accouchement vaginal après césarienne, nm [AVAC] - vaginal birth after cesarean, n [VBAC]
acétabulum, nm - acetabulum, n → **cotyle**
acétaminophène, nm - acetaminophen, n; Tylenol, n → **Tylenol; paracétamol; Doliprane**
acétylcysteine, nf - acetylcysteine, n; Mucomyst, n → **Fluimucil**
acide acétylsalicylique, nm - acetylsalicylic acid, n; Aspirin, n → **Aspirine**
acide arachidonique, nm - arachidonic acid, n
acide folique, nm - folic acid, n
acide gastrique, nm - gastric acid, n
acide salicylique, nm - salicylic acid, n
acidocétose, nf - ketoacidosis, n
acidocétose diabétique, nf - diabetic ketoacidosis, n [DKA]
acrocyanose, nf - acrocyanosis, n
activateur tissulaire du plasminogène, nm - tissue plasminogen activator, n [tPA]
activités de la vie quotidienne, nf [AVQ] - activities of daily living, n [ADLs]
addiction, nf - dependence, n; drug addiction, n → **toxicomanie; conduites addictives**
adénomyose, nf - adenomyosis, n
adénopathie, nf - lymphadenopathy, n → **lymphadénopathie**
Adenoscan, nm - Adenocard, n; adenosine, n → **adenosine**

adenosine, *nf* - adenosine, *n*; Adenocard, *n* → **Adenoscan**
adénovirus, *nm* - adenovirus, *n*
adhésif, *nm* - adhesive, *n*
adhésif dentaire, *nm* - bond, *n*
adjoint(e) au médecin (seulement au Canada), *n* - physician assistant, *n*
adrénaline, *nf* - Adrenalin, *n*; EpiPen, *n*; epinephrine, *n* → **EpiPen; épinéphrine**
Advair, *nm* - Advair, *n*; fluticasone/salmeterol, *n* → **fluticasone/salmétérol**
aéroport, *nm* - airport, *n*
affaires personnelles, *nf* - personal belongings, *n*
affaissement de la bouche, *nm* - drooping mouth, *n*
âge gestationnel, *nm* - gestational age, *n*
agence de voyage, *nf* - travel agency, *n*
agent d'accueil, *nm* - admissions clerk, *n* → **agent d'admission**
agent d'admission, *nm* - admissions clerk, *n* → **agent d'accueil**
agent hémostatique, *nm* - hemostatic agent, *n*
agitation, *nf* - agitation, *n*
Agyrax, *nm* - Antivert, *n*; meclizine, *n* → **méclozine**
aide, *n* - assistant, *n* → **assistant(e)**
aide internationale, *nf* - international aid, *n*
aide-soignant(e), *n* - nurse's aide, *n*
aigu(ë), *adj* - sharp, *adj*
aiguille, *nf* - needle, *n*
aine, *nf* - groin, *n*
air humidifié, *nm* - humidified air, *n*
aisselle, *nf* - axilla, *n* → **creux axillaire**

AIT (accident ischémique transitoire), *nm* - transient ischemic attack, *n* [TIA]
albinisme, *nm* - albinism, *n*
alcalin, *nm/adj* - antacid, *n* → **antiacide**
alginate, *nm* - alginate, *n*
aliments durs, *nm* - hard foods, *n*
allaitement maternel, *nm* - breast feeding, *n*
allaiter, *v* - breastfeed, to, *v*
allergie au lait, *nf* - milk allergy, *n*
allonger, *v* - lengthen, to, *v*
altération de l'état mental, *nf* - altered mental status, *n*
altération de la fonction motrice, *nf* - impaired motor function, *n*
altération de la fonction sensorielle, *nf* - impaired sensory function, *n*
altération de la fonction visuelle, *nf* - impaired visual function, *n*
alternative, *nf* - alternative, *n*
amalgame, *nm* - amalgam, *n*; cement, *n*
ambulancier(ère), *n* - paramedic, *n*
améliorer, *v* - improve, to, *v*
aménorrhée, *nf* - amenorrhea, *n*
ami(e), *n* - friend, *n*
amiodarone, *nf* - amiodarone, *n*; Pacerone, *n* → **Cordarone**
amlodipine, *nf* - amlodipine, *n*; Norvasc, *n* → **Amlor**
Amlor, *nf* - Norvasc, *n*; amlodipine, *n* → **amlodipine**
amoxicilline, *nf* - amoxicillin, *n*
amoxicilline/acide clavulanique, *nf/nm* - amoxicillin/clavulanic acid, *n*; Augmentin, *n* → **Augmentin**
amphétamine, *nf* - amphetamine, *n*

ampicilline/sulbactam, nf/nm - ampicillin/sulbactam, n; Unasyn, n → **Unacim**

ampoule, nf - blister, n; vesicle, n → **phlyctène; vésicule**

amylase, nf - amylase, n

an, nm - year, n

analyse d'urine, nf - urinalysis, n [UA]; urine analysis, n

analyse de sang, nf - blood analysis, n; bloodwork, n

anaphylaxie, nf - anaphylaxis, n

anatomie, nf - anatomy, n

anatomo-pathologie, nf - pathology, n → **pathologie**

anémie falciforme, nf - sickle cell anemia, n → **drépanocytose**

anémie macrocytaire, nf - macrocytic anemia, n

anémie mégaloblastique, nf - megaloblastic anemia, n

anémie pernicieuse, nf - pernicious anemia, n

anesthésie d'infiltration, nf - infiltration injection, n

anesthésie locale, nf - block injection, n; local anesthetic, n

anesthésie palatine, nf - palatal infiltration, n

anesthésie topique, nf - topical anesthesia, n

anesthésique, nm - anesthetic, n

anesthésique local, nm - local anesthetic, n

anesthésiste, n - anesthesiologist, n

anévrisme, nm - aneurysm, n

angine à streptoccoques, nf - strep pharyngitis, n

angine de poitrine, nf - angina, n

angioplastie, nf - angioplasty, n

angioscanner thoracique, nm - thoracic CT angiography, n

angle sternal, nm - sternal angle, n

anguillule, nf - Strongyloides stercoralis, n → **Strongyloides stercoralis**

ankylostome, nm - hookworm, n

anneau dentaire, nm - sectional ring, n → **matrice tofflemire bombées**

anniversaire, nm - birthday, n

annulé(e), adj - cancelled, adj

annuler, v - cancel, to, v

anomalie congénitale, nf - congenital anomaly, n

anomalie fœtale, nf - fetal abnormality, n

antécédents médicaux, nm - past medical history, n

antérieur(e), adj - anterior, adj

antéversion utérine, nf - anteverted uterus, n

anti-inflammatoire non stéroïdien, nm - nonsteroidal anti-inflammatory, n [NSAID]

antiacide, nm/adj - antacid, n → **alcalin**

antiagrégant plaquettaire, nm - antiplatelet, n/adj

antiarythmique, nm/adj - antiarrhythmic, n/adj

antibiotique, adj/nm - antibiotic, n

anticholinergique, nm/adj - anticholinergic, n/adj

anticoagulant, nm - anticoagulant, n/adj; blood thinner, n

antidépresseur, nm - antidepressant, n/adj → **thymoanaleptique**

antidépresseur tricyclique, nm - tricyclic antidepressant, n [TCA]

antidiarrhéique, nm/adj - antidiarrheal, n/adj

antidouleur, nm - painkiller, n

antiémétique, nm/adj - antiemetic, n/adj

antifongique, *adj/nm* - antifungal, *n/adj*
antihistaminique, *nm* - antihistamine, *n/adj*
antipsychotique, *nm* - antipsychotic, *n/adj*
antipsychotique atypique, *nm* - atypical antipsychotic, *n*; 2nd generation antipsychotic, *n*
→ **antipsychotique de 2ème génération**
antipsychotique de 1ère génération, *nm* - 1st generation antipsychotic, *n*; typical antipsychotic, *n*
→ **antipsychotique typique**
antipsychotique de 2ème génération, *nm* - 2nd generation antipsychotic, *n*; atypical antipsychotic, *n*
→ **antipsychotique atypique**
antipsychotique typique, *nm* - typical antipsychotic, *n*; 1st generation antipsychotic, *n*
→ **antipsychotique de 1ère génération**
antipyrétique, *nm/adj* - antipyretic, *n/adj*
antitussif, *nm/adj* - antitussive, *adj*
Antizole, *nm* - Antizole, *n*; fomepizole, *n* → **fomépizole**
anus, *nm* - anus, *n*
anxiété, *nf* - anxiety, *n*
anxiolytique, *nm* - anxiolytic, *n/adj*
→ **thymoleptique**
apex, *nm* - apex, *n*
aphte, *nm* - canker sore, *n*; aphthous ulcer, *n* → **ulcère de la bouche; ulcération buccale**
apical(e), *adj* - apical, *adj*
appendice, *nm* - appendix, *n*
appendicectomie, *nf* - appendectomy, *n*
appendicite, *nf* - appendicitis, *n*

appétit, *nm* - appetite, *n*
appétit en excès, *nm* - excessive appetite, *n*
apprendre, *v* - learn, to, *v*
après avoir mangé, *prép* - after eating, *prep*
après les repas, *prép* - after meals, *prep*
ARA II (inhibiteur des récepteurs de l'angiotensine II), *nm* - angiotensin II receptor blocker, *n* [ARB]
archive médicale, *nf* - medical record, *n*
arracher une dent, *v* - pull a tooth, to, *v*; extract a tooth, to, *v*
arriération mentale, *nf* - mental retardation, *n*
arrivées, *nf* - arrivals, *n*
arriver, *v* - arrive, to, *v*
artère, *nf* - artery, *n*
artère brachiale, *nf* - brachial artery, *n*
artère carotide, *nf* - carotid artery, *n*
artère fémorale, *nf* - femoral artery, *n*
artère pédieuse, *nf* - dorsalis pedis artery, *n*
artère radiale, *nf* - radial artery, *n*
artère tibiale postérieure, *nf* - posterior tibial artery, *n*
artériopathie périphérique, *nf* - peripheral arterial disease, *n* [PAD]
arthrite réactionnelle, *nf* - reactive arthritis, *n*
arthrite rhumatoïde juvénile, *nf* - juvenile rheumatoid arthritis, *n* [JRA]
arthrite septique de la hanche, *nf* - septic arthritis of the hip, *n*
articulation, *nf* - joint, *n*

articulation du doigt, nf - knuckle, n → **articulation interphalangienne**

articulation interphalangienne, nf - knuckle, n → **articulation du doigt**

articulation temporo-mandibulaire, nf [ATM] - temporomandibular joint, n [TMJ]

arythmie, nf - irregular heartbeat, n; arrhythmia, n

ascaride, nm - Ascaris lumbricoides, n; roundworm, n → **ascaris; Ascaris lumbricoides**

ascaridiose, nf - ascariasis, n

ascaris, nm - roundworm, n; Ascaris lumbricoides, n → **ascaride; Ascaris lumbricoides**

Ascaris lumbricoides, nm - Ascaris lumbricoides, n; roundworm, n → **ascaride; ascaris**

ascite, nf - ascites, n

aspergillose, nf - aspergillosis, n

aspiration de corps étranger, nf - foreign body aspiration, n

aspiration haute vitesse, nf - high speed suction, n

aspiration méconiale, nf - meconium aspiration, n

aspirer, v - aspirate, to, v

aspirine, nf - aspirin, n

assistance circulatoire, nf - circulatory support, n

assistance respiratoire, nf - respiratory support, n

assistant(e), n - assistant, n → **aide**

assistant(e) médical(e), n - medical assistant, n

assistant(e) social(e), n - social worker, n

association à but non lucratif, nf - nonprofit organization, n

assurance voyages, nf - travel insurance, n

astérixis, nm - asterixis, n

asthme, nm - asthma, n

asymétrique, adj - asymmetric, adj; asymmetrical, adj

asymptomatique, adj - asymptomatic, adj

Atarax, nm - Vistaril, n; hydroxyzine, n → **hydroxyzine**

ataxie, nf - ataxia, n

atélectasie, nf - atelectasis, n

athérectomie, nf - atherectomy, n

athérosclérose, nf - atherosclerosis, n

ATM (articulation temporo-mandibulaire), nf - temporomandibular joint, n [TMJ]

atrésie, nf - atresia, n

atrésie de l'oesophage, nf - esophageal atresia, n

atrésie de la valve pulmonaire, nf - pulmonary atresia, n

atrésie de la valve tricuspide, nf - tricuspid atresia, n

atrium, nm - atrium, n → **auricule; oreillette**

atrophie, nf - atrophy, n

atrophier (s'), v - atrophy, to, v

atrophique, adj - atrophic, adj

atropine, nf - atropine, n; Atropen, n

atropine/diphénoxylate, nf/nm - atropine/diphenoxylate, n; Lomotil, n → **Lomotil**

Atrovent, n - Atrovent, n; albuterol/ipratropium bromide, n → **salbutamol/ipratropium bromide**

attelle, nf - splint, n

atterrir, v - land, to, v

atterrissage, nm - landing, n

auberge, nf - inn, n

auberge de jeunesse, nf - hotel, n; hostel, n → **hôtel**

augmentation mammaire, nf - breast enlargement, n
augmenter la pression artérielle, v - increase blood pressure, to, v
Augmentin, nm - Augmentin, n; amoxicillin/clavulanic acid, n → **amoxicilline/acide clavulanique**
aujourd'hui, adv - today, n/adv
auricule, nf - atrium, n → **atrium; oreillette**
ausculter, v - auscultate, to, v
auto-immun(e), adj - autoimmune, adj
autoclave, nm - autoclave, n
autorisation parentale, nf - parental permission, n
autoroute, nf - highway, n
AVAC (accouchement vaginal après césarienne), nm - vaginal birth after cesarean, n [VBAC]
avaler, v - swallow, to, v
avant de manger, prép - before eating, prep
avant les repas, prép - before meals, prep
avant-bras, nm - forearm, n
AVC (accident vasculaire cérébral), nm - cerebrovascular accident, n [CVA]; stroke, n
avec produit de contraste, adj - contrast, with, adj
avion, nm - plane, n
avoir bien mangé, v - full (after eating), adj → **être rassasié**
avoir de la fièvre, v - have a fever, to, v
avoir du mal à avaler des liquides/solides, v - difficulty swallowing liquids/solids, n
avoir faim, v - hungry, adj; hungry, to be, v
avortement chirurgical, nm - surgical abortion, n
avortement complet, nm - complete abortion, n
avortement incomplet, nm - incomplete abortion, n
avortement inévitable, nm - inevitable abortion, n
avortement manqué, nm - missed abortion, n
avortement médical, nm - medical abortion, n
AVQ (activités de la vie quotidienne), nf - activities of daily living, n [ADLs]
avulsion, nf - avulsion, n
azotémie, nf - azotemia, n

B

bacille virgule, nm - Vibrio cholerae, n → **vibrion cholérique; Vibrio cholerae**
bactéricide, nm/adj - bactericidal, n/adj
bactériostatique, nm/adj - bacteriostatic, n/adj
Bactrim, nm - Bactrim, n; trimethoprim/sulfamethoxazole, n → **triméthoprime/sulfaméthoxazole**
BAF (biopsie à l'aiguille fine), nf - needle biopsy, n → **cytoponction**
bagage, nm - luggage, n; baggage, n
bagues, nf - braces, n
balance, nf - scale (weighing device), n
ballonnement abdominal, nm - abdominal bloating, n
bandage, nm - bandage, n
bande Broselow, nf - Broselow tape, n
bande myocardique de la créatine kinase, nf [CK-MB] - creatine kinase myocardial band, n [CK-MB]

banque du sang, *nf* - blood bank, *n*
barbiturique, *nm* - barbiturate, *n*
basophile, *adj* - basophilic, *adj*
bateau, *nm* - boat, *n*
battement des ailes du nez, *nm* - nasal flaring, *n*
bavures, *nf* - burr, *n*
beau-père, *nm* - father-in-law, *n*
bébé fiévreux, *nm* - febrile infant, *n*
béclométasone, *nf* - beclometasone, *n*
belle-mère, *nf* - mother-in-law, *n*
bénévole, *nm* - volunteer, *n*
bénévole d'un autre pays, *nm* - volunteer from another country, *n*
bénin, *adj* - benign, *adj*
benzocaïne, *nf* - benzocaine, *n*; Orajel, *n*
benzodiazépine, *nf* - benzodiazepine, *n*
benzonatate, *nm* - benzonatate, *n*; Tessalon perles, *n* → **Tessalon**
benztropine, *nf* - benztropine, *n*; Cogentin, *n* → **Cogentin**
béribéri, *nm* - beriberi, *n*
bêta hCG, *nf* - beta hCG, *n*
bêtabloquant, *nm* - beta blocker, *n*
bêtaméthasone, *nf* - betamethasone, *n*
bicarbonates de sodium, *nm* - sodium bicarbonate, *n*
biceps, *nm* - biceps, *n*
bicuspide, *nf/adj* - bicuspid, *n/adj*
bicyclette, *nf* - bike, *n*; bicycle, *n* → **vélo**
bien, *adj* - good, *adj*
bien cuit(e), *adj* - well done (of steak), *adj*
bien défini(e), *adj* - well defined, *adj*

bilan lésionnel, *nm* - wound check, *n*
bilan lipidique, *nm* - lipid profile, *n*
bilan métabolique complet, *nm* - comprehensive metabolic panel, *n* [CMP]
bilan métabolique de base, *nm* - basic metabolic panel, *n* [BMP]
bilatéral(e), *adj* - bilateral, *adj*
bile, *nf* - bile, *n*
biliaire, *adj* - biliary, *adj*
bilirubine conjuguée, *nf* - conjugated bilirubin, *n*
bilirubine non conjuguée, *nf* - unconjugated bilirubin, *n*
billet, *nm* - ticket, *n*
billet aller simple, *nm* - one-way ticket, *n*
billet aller-retour, *nm* - round trip ticket, *n*
biodisponibilité, *nf* - bioavailability, *n*
biopsie, *nf* - biopsy, *n*
biopsie à l'aiguille fine, *nf* [BAF] - needle biopsy, *n* → **cytoponction**
biopsie de l'endomètre, *nf* - endometrial biopsy, *n*
biotine, *nf* - biotin, *n*
bisphosphonate, *nm* - bisphosphonate, *n*
blanchiment, *nm* - teeth whitening, *n* → **éclaircissement des dents**
blennorragie, *nf* - gonorrhea, *n* → **gonorrhée**
blessé (par balle), *v* - shot (by a gun), *v*
blessure, *nf* - injury, *n*; trauma, *n*
bleu(e), *adj* - blue, *adj*
bloc atrio-ventriculaire, *nm* - heart block, *n*

bloc atrio-ventriculaire de deuxième degré - Mobitz 1 Wenckebach, *nm* - second degree heart block type 1 - Mobitz I Wenckebach, *n*

bloc atrio-ventriculaire de deuxième degré - Mobitz 2, *nm* - second degree heart block type 2 - Mobitz 2, *n*

bloc atrio-ventriculaire de premier degré, *nm* - first degree heart block, *n*

bloc atrio-ventriculaire de troisième degré, *nm* - third degree heart block, *n*

bloquer, *v* - block, to, *v*

blouse, *nf* - coat, *n*; gown, *n*

blouse blanche, *nf* - white coat, *n*

BNP (peptide natriurétique cérébral), *nm* - brain natriuretic peptide, *n* [BNP] → **peptide natriurétique de type B**

BNP (peptide natriurétique de type B), *nm* - brain natriuretic peptide, *n* [BNP] → **peptide natriurétique cérébral**

bol de mélange pour alginates, *nm* - mixing bowl, *n*

bonding, *nm* - bonding, *n* → **facettes de composite**

bosse, *nf* - bump, *n*; lump, *n*

botulisme, *nm* - botulism, *n*

bouche, *nf* - mouth, *n*

bouche sèche, *nf* - xerostomia, *n*; dry mouth, *n* → **xérostomie; sécheresse de la bouche**

bouger, *v* - move, to, *v*

bouillir, *v* - boil, to, *v*

boule dans un sein, *nf* - breast lump, *n*

boule de coton, *nf* - cotton roll, *n*

bouteille d'oxygène, *nf* - oxygen tank, *n*

BPCO (bronchopneumopathie chronique obstructive), *nf* - chronic obstructive pulmonary disease, *n* [COPD]

brachial, *adj* - brachial, *adj*

bradycardie, *nf* - bradycardia, *n*; slow heart rate, *n*

bradyphémie, *nf* - slow speech, *n* → **discours lent**

bradypnée, *nf* - bradypnea, *n*

brancard, *nm* - stretcher, *n*

bras, *nm* - arm, *n*

brassard de tensiomètre, *nm* - blood pressure cuff, *n*

bref incident résolu inexpliqué, *nm* - brief resolved unexplained event, *n* [BRUE]

Brevibloc, *nf* - Brevibloc, *n*; esmolol, *n* → **esmolol**

Brevital, *nm* - Brevital, *n*; methohexital, *n* → **méthohéxital**

Bricanyl, *nm* - Bricanyl, *n*; terbutaline, *n* → **terbutaline**

bridge, *nm* - bridge, *n*

bridge cantilever, *nm* - cantilever bridge, *n* → **bridge en extension**

bridge en extension, *nm* - cantilever bridge, *n* → **bridge cantilever**

Brilique, *nm* - Brilinta, *n*; ticagrelor, *n* → **ticagrélor**

brochure, *nf* - brochure, *n* → **prospectus**

bromure de glycopyrronium, *nm* - glycopyrrolate, *n*

bronchectasie, *nf* - bronchiectasis, *n*

bronchiolite, *nf* - bronchiolitis, *n*

bronchite aiguë, *nf* - acute bronchitis, *n*

bronchodilatateur, *nm* - bronchodilator, *n*

bronchopneumopathie chronique obstructive, nf [BPCO] - chronic obstructive pulmonary disease, n [COPD]

bronchoscope, nm - bronchoscope, n

bronchoscopie, nf - bronchoscopy, n → **endoscopie bronchique**

brosse à dents, nf - toothbrush, n

brucellose, nf - brucellosis, n

brûler, v - burn, to, v

brûlures d'estomac, nf - heartburn, n → **pyrosis**

brunissoir, nm - burnisher, n

brunissoir en forme de chapeau chinois, nm - egghorn burnisher, n

bruxisme, nm - bruxism, n; grinding, n

buccal(e), adj - buccal, adj

bulle, nf - bulla, n

bus, nm - bus, n

butalbital/acétaminophène/caféine, nm/nm/nf - butalbital/acetaminophen/caffeine, n; Fioricet, n → **Fioricet**

C

cachexie, nf - cachexia, n

cæcum, nm - cecum, n

café, nm - coffee, n

caillot sanguin, nm - blood clot, n

calcification, nf - calcification, n

calcium, nm - calcium, n

calciurie, nf - calciuria, n

calcul, nm - calculus, n

calcul biliaire, nm - cholelithiasis, n; gallstone, n

calcul rénal, nm - nephrolithiasis, n; kidney stone, n → **lithiase rénale**

calcul salivaire, nm - sialolith, n

calorie, nf - calorie, n

Campylobacter jejuni, nm - Campylobacter jejuni, n

canal radiculaire, nm - root canal, n

canal salivaire, nm - salivary duct, n

cancer, nm - cancer, n

cancer buccal, nm - oral cancer, n

cancer du col utérin, nm - cervical cancer, n

cancer du poumon, nm - lung cancer, n

cancer du sein, nm - breast cancer, n

cancérigène, nm - carcinogen, n

cancérologue, n - oncologist, n → **oncologue**

cancrus oris, nm - cancrum oris, n; noma, n → **noma; gangrène de la bouche**

candida, nm - candida, n; candidiasis, n → **candidose**

candidose, nf - candidiasis, n; candida, n

canine, nf - canine, n; cuspid, n

canule, nf - cannula, n

capacité de diffusion pulmonaire, nf - diffusing capacity of lungs, n

capacité de prendre une décision, nf - capacity to make a decision, n

capacité vitale, nf - vital capacity, n [VC]

carcinome, nm - carcinoma, n

carcinome de l'endomètre, nm - endometrial carcinoma, n

cardiologie, nf - cardiology, n

cardiologue, nm/nf - cardiologist, n

cardiomégalie, nf - cardiomegaly, n

cardiomyopathie, nf - cardiomyopathy, n

cardiopathie congénitale, nf - congenital heart disease, n

cardiopathie hypertensive, nf - hypertensive heart disease, n
cardiopathie rhumatismale, nf - rheumatic heart disease, n
cardiotocographie en continu, nf [CTG] - electronic fetal monitoring, n [EFM]
cardiovasculaire, adj - cardiovascular, adj
cardioversion, nf - cardioversion, n
carence nutritionnelle, nf - nutritional deficiency, n
carie, nf - caries, n; cavity, n
carotide, nf - carotid, n
carte d'identité, nf - identification card, n [ID]
cartilage, nm - cartilage, n
caryotype, nm - karyotype, n
cassé, adj - broken, adj
cataracte, nm - cataract, n
cataracte congénitale, nf - congenital cataract, n
catécholamine, nf - catecholamine, n
cathéter, nm - catheter, n
cathéter artériel, nm - arterial line, n
cathéter péridural, nm - epidural catheter, n
cathetérisation, nf - catheterization, n
cathétérisme cardiaque, nm - cardiac catheterization, n
cautériser, v - cauterize, to, v
cavité buccale, nf - oral cavity, n → **cavité orale**
cavité orale, nf - oral cavity, n → **cavité buccale**
cécité, nf - blindness, n
céfazoline, nf - cefazolin, n; Ancef, n
céfdinir, nm - cefdinir, n; Omnicef, n → **Omnicef**

céftriaxone, nf - ceftriaxone, n; Rocephin, n → **Rocéphine**
cellules immunitaires, nf - immune cells, n
cellulite, nf - cellulitis, n
cellulite periorbitaire, nf - periorbital cellulitis, n
cément, nm - cementum, n
centimètre, nm - centimeter, n
centre ville, nm - downtown, n
céphalexine, nf - cephalexin, n; Keflex, n → **Keflex**
céphalhématome, nm - cephal-hematoma, n; cephalohematoma, n
céphalosporine, nf - cephalosporin, n
céramique, nf/adj - ceramic, n/adj
cerclage, nm - cerclage, n
certificat de naissance, nm - birth certificate, n
cerveau, nm - brain, n
cervelet, nm - cerebellum, n
cervical(e), adj - cervical (neck), adj
césarienne, nf - cesarean, n; cesarean section, n
chaleur, nf - heat, n
chambre disponible, nf - available room, n
chambre du patient, nf - patient room, n
champignon, nm - fungus, n
champs pulmonaires élargis, nm - expanded lung fields, n
changement d'appétit, nm - change in appetite, n
changement dans les saignements, nm - changes in bleeding, n
changement de poids, nm - weight changes, n

changement des habitudes intestinales, *nm* - change in bowel habits, *n*
changement du mamelon, *nm* - nipple changes, *n*
chapeau, *nm* - hat, *n*
chapelet rachitique, *nm* - rachitic rosary, *n*
chaud, *adj* - hot, *adj*
chaussettes, *nf* - socks, *n*
chaussures, *nf* - shoes, *n*
chemise, *nf* - shirt, *n*
chercher, *v* - look for, to, *v*
cheveu étrangleur, *nm* - hair tourniquet, *n* → **syndrome du tourniquet**
cheveux, *nm* - hair, *n*
cheville, *nf* - ankle, *n*
chikungunya, *nm* - chikungunya, *n*
chirurgie, *nf* - surgery, *n*
chirurgie cardiaque, *nf* - heart surgery, *n*
chirurgie gingivale, *nf* - gum surgery, *n*
chirurgie orthopédique, *nf* - orthopedic surgery, *n*
chirurgien(ne), *n* - surgeon, *n*
chlamydia, *nf* - chlamydia, *n*
chlordiazépoxide, *nf* - chlordiazepoxide, *n*; Librium, *n* → **Librium**
chlorhexidine, *nf* - chlorhexidine, *n*
chloroquine, *nf* - chloroquine, *n*
chlorpromazine, *nf* - chlorpromazine, *n*
chlorure de calcium, *nm* - calcium chloride, *n*
cholangite, *nf* - cholangitis, *n*
cholécystite, *nf* - cholecystitis, *n*
choléra, *nm* - cholera, *n*
cholestase, *nf* - cholestasis, *n*
cholestérol, *nm* - cholesterol, *n*

cholinergique, *nm/adj* - cholinergic, *n/adj*
choriocarcinome, *nm* - choriocarcinoma, *n*
chorion, *nm* - chorion, *n*
chromosome, *nm* - chromosome, *n*
chronique, *adj* - chronic, *adj*
cicatrice, *nf* - scar, *n*
cinétose des voitures, *nf* - car sickness, *n* → **mal des transports**
cinquième maladie, *nf* - erythema infectiosum, *n*; fifth disease, *n* → **mégalérythème épidémique; érythème infectieux aigu; syndrome des joues giflées**
circoncision, *nf* - circumcision, *n*
circonscrit(e), *adj* - circumscribed, *adj*
circulation, *nf* - circulation, *n*
cire, *nf* - wax, *n*
cirrhose, *nf* - cirrhosis, *n*
ciseaux, *nm* - scissors, *n*
CK-MB (bande myocardique de la créatine kinase), *nf* - creatine kinase myocardial band, *n* [CK-MB]
classe économique, *nf* - economy class, *n*
claudication, *nf* - claudication, *n*
clavicule, *nf* - clavicle, *n*
client, *nm* - guest, *n*
clinique, *nf* - clinic, *n*
clitoris, *nm* - clitoris, *n*
clonidine, *nf* - clonidine, *n*
Clostridioides difficile, *nm* - Clostridioides difficile, *n*
club vacances, *nm* - resort, *n*
CMV (cytomegalovirus), *nm* - Cytomegalovirus, *n* [CMV]
coagulation, *nf* - coagulation, *n*
coaguler, *v* - clot, to, *v*

coarctation de l'aorte, *nf* - aortic coarctation, *n*
cocaïne, *nf* - cocaine, *n*
coccyx, *nm* - coccyx, *n*
codéine, *nf* - codeine, *n*
coeur, *nm* - heart, *n*
Cogentin, *nf* - Cogentin, *n*; benztropine, *n* → **benztropine**
coin interdentaire, *nm* - wedge, *n*
col de l'utérus, *nm* - cervix (of uterus), *n*
colectomie, *nf* - colectomy, *n*
colibacille, *nm* - Escherichia coli, *n* → **Escherichia coli**
colite, *nf* - colitis, *n*
côlon, *nm* - colon, *n*
colonne vertébrale, *nf* - spine, *n* → **rachis**
colonoscopie, *nf* - colonoscopy, *n* → **coloscopie**
coloration bleue de la peau, *nf* - blue discoloration of the skin, *n*; cyanosis, *n* → **cyanose**
coloration de gram, *nf* - gram stain, *n*
coloscopie, *nf* - colonoscopy, *n* → **colonoscopie**
colposcopie, *nf* - colposcopy, *n*
coma myxœdèmateux, *nm* - myxedema crisis, *n*; myxedema coma, *n*
commander, *v* - order, to, *v*
commotion cérébrale, *nf* - concussion, *n*
communication interauriculaire, *nm* - atrial septal defect, *n* [ASD]
communication interventriculaire, *nf* - ventricular septal defect, *n* [VSD]
complément alimentaire, *nm* - dietary supplement, *n*

complexe concentré de prothrombine, *nm* - prothrombin complex concentrate, *n* [PCC]; Kcentra, *n* → **Kcentra**
compliance pulmonaire, *nf* - distensibility of lungs, *n*
complication, *nf* - complication, *n*
comportement, *nm* - behavior, *n*
comportement inadapté, *nm* - inappropriate behaviour, *n*
composite, *nm* - composite, *n*
composite fluide, *nm* - flowable composite, *n*
comprendre, *v* - understand, to, *v*
compresse, *nf* - gauze, *n* → **gaze**
compression, *nf* - wrap, *n*
concernant, *adj* - concerning, *adj*
concierge, *n* - janitor, *n*
condensateur latéral, *nm* - lateral condenser, *n*
condensation, *nf* - consolidation, *n*
condenseur, *nm* - condenser, *n*
conduit, *nm* - duct, *n*
conduites addictives, *nf* - dependence, *n*; drug addiction, *n* → **toxicomanie; addiction**
condylomes acuminés, *nm* - Condyloma acuminatum, *n*; genital warts, *n* → **verrues génitales**
confusion, *nf* - confusion, *n*
conjoint(e), *nm/nf* - spouse, *n* → **époux; épouse**
conjonctivite, *nf* - conjunctivitis, *n*; pink eye, *n* → **oeil rouge**
consentement, *nm* - consent, *n*
constipation, *nf* - constipation, *n*
contentions physiques, *nm* - restraints, *n* → **entraves**
contraception, *nf* - birth control, *n*
contraception orale, *nf* - oral contraception, *n*

contraction, *nf* - contraction, *n*
contre-indication, *nf* - contraindication, *n*
contusion, *nf* - bruise, *n*; ecchymosis, *n* →**ecchymose**
convulsion, *nf* - seizure, *n* →**crise d'épilepsie**
convulsion fébrile complexe, *nf* - complex febrile seizure, *n*
convulsions fébriles, *nf* - febrile convulsion, *n*; febrile seizure, *n*
copain, *nm* - boyfriend, *n* →**petit ami**
copine, *nf* - girlfriend, *n* →**petite amie**
coqueluche, *nf* - pertussis, *n*; whooping cough, *n*
Cordarone, *nf* - Pacerone, *n*; amiodarone, *n* →**amiodarone**
cordes vocales, *nf* - vocal cords, *n*
cordon ombilical, *nm* - umbilical cord, *n*
coronal(e), *adj* - coronal, *adj*
coronaropathie, *nf* - coronary heart disease, *n*
corps, *nm* - body, *n*
corps calleux, *nm* - corpus callosum, *n*
corps étranger, *nm* - foreign body, *n*
corps jaune, *nm* - corpus luteum, *n* →**corps lutéal**
corps lutéal, *nm* - corpus luteum, *n* →**corps jaune**
cortex, *nm* - cortex, *n*
cortex cérébral, *nm* - cerebral cortex, *n*
corticoïde, *nm* - corticosteroid, *n* →**corticostéroïde**
corticostéroïde, *nm* - corticosteroid, *n* →**corticoïde**
cortisol, *nm* - cortisol, *n*
cortisone, *nf* - cortisone, *n*

côte, *nf* - rib, *n*
coton-tige jetable, *nm* - cotton tip applicator, *n*
cotyle, *nm* - acetabulum, *n* →**acétabulum**
cou, *nm* - neck, *n*
couche, *nf* - diaper, *n*
coucher, se, *v* - lie down, to, *v*
coude, *nm* - elbow, *n*
coude de la nourrice, *nm* - subluxation of the radial head, *n*; nursemaid's elbow, *n* →**subluxation de la tête radiale**
couleur des selles, *nf* - color of stool, *n*
couper, *v* - cut, to, *v*
couronne, *nf* - crown, *n*; cap, *n*; fixed partial denture, *n*
cousin(e), *n* - cousin, *n*
crachat, *nm* - sputum, *n* →**expectoration**
crachat hémoptoïque, *nm* - bloody sputum, *n* →**crachat sanglant**
crachat sanglant, *nm* - bloody sputum, *n* →**crachat hémoptoïque**
crampes abdominales, *nf* - abdominal cramps, *n*
crampon pour digue dentaire, *nm* - rubber dam clamp, *n*
crâne, *nm* - cranium, *n*; skull, *n*
créatinine, *nf* - creatinine, *n*
crème, *nf* - cream, *n*
crépitements, *nm* - crackles, *n*
crête iliaque, *nf* - iliac crest, *n*
creux axillaire, *nm* - axilla, *n* →**aisselle**
crise cardiaque, *nf* - heart attack, *n*; myocardial infarction, *n* →**infarctus du myocarde**
crise d'asthme, *nf* - asthma exacerbation, *n*; asthma attack, *n*

crise d'épilepsie, *nf* - seizure, *n* → **convulsion**
crise vaso-occlusive drépanocytaire, *nf* - sickle cell disease with vaso-occlusive crisis, *n*
croisière, *nf* - cruise, *n*
croissance, *nf* - growth, *n*
croissance fœtale, *nf* - fetal growth, *n*
croûte, *nf* - scab, *n* → **escarre**
cryochirurgie, *nf* - cryosurgery, *n*
cryptorchidie, *nf* - undescended testis, *n*; cryptorchidism, *n*
CTG (cardiotocographie en continu), *nf* - electronic fetal monitoring, *n* [EFM]
cubitus, *nm* - ulna, *n* → **ulna**
cuillère, *nf* - spoon, *n*
cuir chevelu, *nm* - scalp, *n*
cuisse, *nf* - thigh, *n*
culture, *nf* - culture, *n*
culture des crachats, *nf* - sputum culture, *n*
cupule de prophylaxie, *nf* - polishing cup, *n*
curetage, *nm* - curettage, *n*
curette, *nf* - curette, *n*
cutané, *adj* - cutaneous, *adj*
cyanose, *nf* - cyanosis, *n*
cycle menstruel, *nm* - menstrual cycle, *n*
cyclobenzaprine, *nf* - cyclobenzaprine, *n*; Flexeril, *n* → **Flexeril**
cystadénome, *nm* - cystadenoma, *n*
cystite, *nf* - cystitis, *n*
cystoscopie, *nf* - cystoscopy, *n*
cytologie, *nf* - cytology, *n*
cytomégalovirus, *nm* [CMV] - Cytomegalovirus, *n* [CMV]
cytoponction, *nf* - needle biopsy, *n* → **biopsie à l'aiguille fine**
Cytotec, *nm* - Cytotec, *n*; misoprostol, *n* → **misoprostol**

D

DAI (défibrillateur automatique implantable), *nm* - implantable cardioverter defibrillator, *n* [ICD]; automated implantable cardioverter defibrillator, *n* [AICD]
date, *nf* - date, *n*
date du terme, *nf* - due date, *n*
débit cardiaque, *nm* - cardiac output, *n*
débridement, *nm* - debridement, *n*
Decadron, *nm* - Decadron, *n*; dexamethasone, *n* → **dexaméthasone**
décélération précoce, *nf* - early deceleration, *n*
décélération tardive, *nf* - late deceleration, *n*
décélération variable, *nf* - variable deceleration, *n*
déchaussement, *nm* - periodontitis, *n* → **parodontite**
déchirer, *v* - rupture, to, *v*
décollement placentaire, *nm* - placental abruption, *n*
décoller, *v* - take off, to, *v*
décongestionnant, *nm* - decongestant, *n*
décontamination, *nf* - decontamination, *n*
décubitus dorsal, *adj* - supine, *adj*
décubitus ventral, *adj* - prone, *adj*
dedans, *nm* - inside, *n* → **intérieur**
défécation, *nf* - defecation, *n*
défense, *nf* - guarding, *n*
défibrillateur, *nm* - defibrillator, *n*

défibrillateur automatique implantable, nm [DAI] - implantable cardioverter defibrillator, n [ICD]; automated implantable cardioverter defibrillator, n [AICD]
défibrillation, nf - defibrillation, n
déficience, nf - deficiency, n
déficience de mémoire, nf - memory impairment, n
déficit en G6PD, nm - G6PD deficiency, n
déficit en hormone de croissance, nm - growth hormone deficiency, n
définitif/définitive, adj - permanent, adj
déglutition douloureuse, nf - pain with swallowing, n; odynophagia, n
déhiscence, nf - dehiscence, n
dehors, adj - outside, adj → **à l'extérieur**
déjeuner, nm - lunch, n
délire, nm - delirium, n
délirium tremens, nm - delirium tremens, n
deltoïde, nm - deltoid, n
demain, nm/adv - tomorrow, n/adv
démangeaison, nf - pruritus, n; itch, n → **prurit**
démence, nf - dementia, n
demi-frère, nm - half-brother, n
demi-soeur, nf - half-sister, n
déminéralisation de l'émail dentaire, nf - tooth enamel demineralization, n
dendrite, nf - dendrite, n
dengue, nf - dengue, n
dent, nf - tooth, n
dent branlante, nf - loose tooth, n
dent cariée, nf - decaying tooth, n
dent cassée, nf - broken tooth, n
dent de devant, nf - front tooth, n
dent de sagesse, nf - wisdom tooth, n
dent définitive, nf - permanent tooth, n
dent du bas, nf - lower tooth, n
dent du fond, nf - back tooth, n
dent du haut, nf - upper tooth, n
dent ébréchée, nf - chipped tooth, n
dent en voie d'éruption, nf - tooth that will soon erupt, n
dent fissurée, nf - cracked tooth, n
dent incluse, nf - impacted tooth, n; unerupted tooth, n
dent nécrosée, nf - necrotic tooth, n
dent primaire, nf - primary tooth, n
dentier, nm - dentures, n → **prothèses dentaires**
dentifrice, nm - toothpaste, n
dentine, nf - dentin, n
dentiste, nm - dentist, n
dentisterie, nf - dentistry, n
dentition, nf - dentition, n
dentition partielle, nf - partial dentures, n
dents, nf - teeth, n
dents de lait, nf - baby teeth, n
dents proéminentes, nf - buck teeth, n
dents sensibles, nf - sensitive teeth, n
Dépakine, nf - Depakote, n; valproic acid, n → **divalproate de sodium**
dépendance à la drogue, nf - drug dependence, n
dépistage, nm - screening, n
dépistage des streptocoques du groupe B, nm - group B strep screen, n

dépistage du cancer buccal, nm - oral cancer screening, n
dépistage du diabète, nm - diabetes screen, n
dépression nerveuse, nf - nervous breakdown, n
dépression respiratoire, nf - respiratory depression, n
dermatite, nf - dermatitis, n
dermatite atopique, nf - atopic dermatitis, n; eczema, n
dermatologie, nf - dermatology, n
dermatologue, nm - dermatologist, n
déshydratation, nf - dehydration, n
déshydraté(e), adj - dehydrated, adj
désimpaction, nf - disimpaction, n
désimpaction fécale, nf - fecal disimpaction, n
désinfectant, nm - disinfectant, n
désintoxication, nf - detoxification, n
désorientation, nf - disorientation, n
désorienté, adj - disoriented, adj
dessert, nm - dessert, n
détartage et surfaçage de racine, nm - scaling and root planing, n
détartrage, nm - teeth cleaning, n
détendre, se, v - relax, to, v
deux, nm/adj - two, n/adj
deux fois par jour, adv - b.i.d., adv; two times per day, adv; twice a day, adv
développement pubertaire, nm - pubertal development, n
dexaméthasone, nf - dexamethasone, n; Decadron, n
→ **Decadron**

Dexdor, nm - Precedex, n; dexmedetomidine, n
→ **dexmédétomidine**
dexmédétomidine, nf - dexmedetomidine, n; Precedex, n
→ **Dexdor**
dextrocardie, nf - dextrocardia, n
diabète, nm - diabetes, n
diabète gestationnel, nm - gestational diabetes, n
diagnostic, nm - diagnosis, n
diagnostic confirmé, nm - confirmed diagnosis, n
diagnostiquer, v - diagnose, to, v
dialyse péritonéale, nf - peritoneal dialysis, n
diaphorèse, nf - diaphoresis, n
diaphragme, nm - diaphragm, n
diaphragme applati, nm - flattened diaphragm, n
diaphyse, nf - diaphysis, n
diarrhée, nf - diarrhea, n
diastole, nf - diastole, n
diastolique, adj - diastolic, adj
diathèse hémorragique, nf - hemorrhagic diathesis, n
diazépam, nm - diazepam, n; Valium, n → **Valium**
dicloxacilline, nf - dicloxacillin, n
dicyclovérine, nf - dicyclomine, n; Bentyl, n
diététicien(ne), n - dietitian, n
difficile, adj - difficult, adj
difficulté à avaler, nf - difficulty swallowing, n; dysphagia, n
→ **dysphagie**
difficulté à parler, nf - difficulty speaking, n
difficulté à respirer, nf - difficulty breathing, n; dyspnea, n
→ **dyspnée**

difficulté à respirer en position couchée, *nf* - difficulty breathing when lying down, *n*; orthopnea, *n* → **orthopnée**
difficulté à s'alimenter, *nf* - poor feeding, *n*
difficulté de parler, *nf* - difficulty talking, *n*
difficulté respiratoire, *nf* - breathing problems, *n*
digérer, *v* - digest, to, *v*
digue dentaire, *nf* - rubber dam, *n*
dilatation, *nf* - dilatation, *n*
dilatation et curetage, *nf* - dilation and curettage, *n*
Dilaudid, *nm* - Dilaudid, *n*; hydromorphone, *n* → **hydromorphone**
diltiazem, *nm* - diltiazem, *n*; Cardizem, *n* → **Tildiem**
dîner, *nm* - dinner, *n*
diphtérie, *nf* - diphtheria, *n*
diplopie, *nf* - diplopia, *n*; double vision, *n* → **vision double**
Diprivan, *nm* - Diprivan, *n*; propofol, *n* → **propofol**
discours lent, *nm* - slow speech, *n* → **bradyphémie**
disponibilité, *nf* - vacancy, *n* → **vacance**
dispositif d'assistance ventriculaire, *nm* - ventricular assist device, *n*
dispositif d'assistance ventriculaire gauche, *nm* - left ventricular assist device, *n* [LVAD]
dispositif intra-utérin, *nm* [DIU] - intrauterine device, *n* [IUD] → **stérilet**
disque intervertébral, *nm* - intervertebral disc, *n*
disséminé(e), *adj* - disseminated, *adj*
distal(e), *adj* - distal, *adj*

distension abdominale, *nf* - abdominal distension, *n*; abdominal swelling, *n*
distension des poumons, *nf* - expansion of the lungs, *n*
distribution, *nf* - distribution, *n*
DIU (dispositif intra-utérin), *nm* - intrauterine device, *n* [IUD] → **stérilet**
diurèse, *nf* - diuresis, *n*
diurétique, *adj* - diuretic, *n/adj*; water pill, *n*
divalproate de sodium, *nm* - valproic acid, *n*; Depakote, *n* → **Dépakine**
diverticule de Meckel, *nf* - Meckel's diverticulum, *n*
diverticulite, *nf* - diverticulitis, *n*
diverticulose, *nf* - diverticulosis, *n*
dobutamine, *nf* - dobutamine, *n*
docteur(e) en médecine d'urgence, *n* - emergency medicine doctor, *n* → **urgentiste**
doigt, *nm* - finger, *n*
doigt gonflé, *nm* - swollen finger, *n*
Doliprane, *nm* - Tylenol, *n*; acetaminophen, *n* → **acétaminophène; paracétamol; Tylenol**
données d'identification, *nf* - identifying data, *n*
donner un médicament, *v* - give a medication, to, *v*
dopamine, *nf* - dopamine, *n*
dormir, *v* - sleep, to, *v*
dorsal(e), *adj* - dorsal, *adj*
dos, *nm* - back, *n*
dose, *nf* - dose, *n*
dose d'entretien, *nf* - maintenance dose, *n*
dose de charge, *nf* - loading dose, *n*

dossier médical, *nm* - medical file, *n*
douane, *nf* - customs, *n*
doucement, *adv* - slowly, *adv*
douleur, *nf* - pain, *n*
douleur à l'effort, *nf* - pain with activity, *n*
douleur à la déglutition, *nf* - pain with swallowing, *n*; odynophagia, *n* → **odynophagie**
douleur à la palpation, *nf* - tenderness, *n*
douleur abdominale, *nf* - abdominal pain, *n*
douleur aiguë, *nf* - sharp pain, *n*
douleur au flanc, *nf* - flank pain, *n*
douleur colique, *nf* - colicky pain, *n*
douleur de l'articulation temporo-mandibulaire, *nf* - temporomandibular joint pain, *n*
douleur en position allongée, *nf* - pain with lying down, *n*
douleur extrême, *nf* - extreme pain, *n*
douleur lors de mouvements, *nf* - pain with movement, *n*
douleur lors des relations sexuelles, *nf* - painful intercourse, *n*; dyspareunia, *n*
douleur mammaire, *nf* - breast pain, *n*
douleur rectale, *nf* - rectal pain, *n*
douleur sourde, *nf* - dull pain, *n*
douleur sous le menton, *nf* - soreness under the chin, *n*
douleurs lors des relations sexuelles, *nf* - painful intercourse, *n*; dyspareunia, *n* → **dyspareunie**
douloureux/douloureuse, *adj* - aching, *adj*
doxycycline, *nf* - doxycycline, *n*
drain, *nm* - drain, *n*
drain thoracique, *nm* - chest tube, *n*
drainage, *nm* - drainage, *n*
drainer, *v* - drain, to, *v*
drépanocytose, *nf* - sickle cell anemia, *n* → **anémie falciforme**
drogué(e), *nm/nf* - drug addict, *n* → **toxicomane**
droit d'entrée, *nm* - admission fee, *n* → **tarif des billets d'entrée**
droit(e), *adj* - right, *adj*
Droleptan, *nm* - Inapsine, *n*; droperidol, *n* → **dropéridol**
dropéridol, *nm* - droperidol, *n*; Inapsine, *n* → **Droleptan**
duodénum, *nm* - duodenum, *n*
dysménorrhée, *nf* - dysmenorrhea, *n*
dysmétrie, *nf* - dysmetria, *n*
dyspareunie, *nf* - dyspareunia, *n*; painful intercourse, *n* → **douleurs lors des relations sexuelles**
dysphagie, *nf* - dysphagia, *n*; difficulty swallowing, *n* → **difficulté à avaler**
dysplasie bronchopulmonaire, *nf* - bronchopulmonary dysplasia, *n*
dyspnée, *nf* - difficulty breathing, *n*; dyspnea, *n* → **difficulté à respirer**
dystocie de l'épaule, *nf* - shoulder dystocia, *n*
dystrophie musculaire, *nf* - muscular dystrophy, *n*
dysurie, *nf* - dysuria, *n*

E

eau, *nf* - water, *n*
eau potable, *nf* - potable water, *n*
eau stérile, *nf* - sterile water, *n*
écailleur, *nm* - scaler, *n*
écartement entre deux dents, *nm* - gap between teeth, *n*
écarteur, *nm* - retractor, *n* → **rétracteur**

ecchymose, *nf* - ecchymosis, *n*
ECG (électrocardiogramme), *nm* - electrocardiogram, *n* [ECG]
échantillon d'urine, *nm* - urine sample, *n*
échantillon de sang, *nm* - blood sample, *n*
échocardiographie, *nf* - echocardiogram, *n*
échographie, *nf* - ultrasonography, *n*; ultrasound, *n*
échographie fœtale, *nf* - fetal ultrasound, *n*
éclaircissement des dents, *nm* - teeth whitening, *n* →**blanchiment**
éclampsie, *nf* - eclampsia, *n*
école de médecine, *nf* - medical school, *n*
écoulement de lait, *nm* - milky discharge, *n* →**galactorrhée**
écoulement mamelonnaire, *nm* - nipple discharge, *n*
écoulement sanglant, *nm* - bloody discharge, *n*
ectopique, *adj* - ectopic, *adj*
eczema, *nm* - eczema, *n*; atopic dermatitis, *n*
éducation des patients, *nf* - patient education, *n*
éducation sexuelle, *nf* - sexual education, *n*
effet secondaire, *nm* - side effect, *n*
égophonie, *nf* - egophony, *n*
ejecteur de salive, *nm* - saliva ejector, *n*
électricité, *nf* - electricity, *n*
électrocardiogramme, *nm* [ECG] - electrocardiogram, *n* [ECG]
électrolyte, *nm* - electrolyte, *n*
éléphantiasis, *nm* - elephantiasis, *n*
élévateur, *nm* - elevator, *n*

élévateur à périoste, *nm* - periosteal elevator, *n*
élévateur manche à droite ou à gauche, *nm* - east west elevator, *n*
élever, *v* - raise, to, *v*
émail, *nm* - enamel, *n*
embole, *nm* - embolus, *n* →**embolus**
embolie pulmonaire, *nf* - pulmonary embolism, *n* [PE]
embolus, *nm* - embolus, *n* →**embole**
embryon, *nm* - embryo, *n*
emphysème, *nm* - emphysema, *n*
empirer (s'), *v* - worsen, to, *v*
empreinte dentaire, *nf* - dental impression, *n*
empyème, *nm* - empyema, *n*
en bonne santé, *adj* - healthy, *adj*
en dessous de, *adv* - underneath, *adv/prep* →**sous**
en sécurité, *adj* - safe, *adj* →**sûr**
enceinte, *adj* - pregnant, *adj*
endartériectomie, *nf* - endarterectomy, *n*
endartériectomie carotidienne, *nf* - carotid endarterectomy, *n*
endartérite, *nf* - endarteritis, *n*
endocarde, *nm* - endocardium, *n*
endocardite, *nf* - endocarditis, *n*
endocardite bactérienne, *nf* - bacterial endocarditis, *n*
endocrinologue, *n* - endocrinologist, *n*
endodentiste, *nm* - endodontist, *n*
endomètre, *nm* - endometrium, *n*
endométriome, *nm* - endometrioma, *n*
endométriose, *nf* - endometriosis, *n*
endométrite, *nf* - endometritis, *n*

endoscopie bronchique, *nf*
- bronchoscopy, *n*
→ **bronchoscopie**

enfant, *nm* - child, *n*

enfant fiévreux, *nm* - febrile child, *n*

enfants, *n* - children, *n*

engorgement mammaire, *nm* - breast engorgement, *n*

engourdissement du visage, *nm* - facial numbness, *n*

enlever, *v* - remove, to, *v*

enlever les sutures, *v* - remove sutures, to, *v*

énoxaparine, *nf* - enoxaparin, *n*; Lovenox, *n* → **Lovenox**

enregistrement, *nm* - check-in, *n*

enrouement, *nm* - hoarseness, *n*

enseignant, *nm* - teacher, *n*

enseigner, *v* - teach, to, *v*

Entamoeba histolytica, *nf* - Entamoeba histolytica, *n*

entendre, *v* - hear, to, *v*

entérite, *nf* - enteritis, *n*

entérite bactérienne, *nf* - bacterial enteritis, *n*

entérobiase, *nf* - enterobiasis, *n*; pinworm, *n* → **oxyurose**

entérocolite, *nf* - enterocolitis, *n*

entérocolite nécrosante, *nf* - necrotizing enterocolitis, *n*

entraves, *nf* - restraints, *n*
→ **contentions physiques**

entreprise, *nf* - company, *n*

enzymes hépatiques, *nf* - liver enzymes, *n*

épais, *adj* - thick, *adj*

épanchement pleural, *nm* - pleural effusion, *n*

épanchement synovial, *nm* - synovial effusion, *n*

épaule, *nf* - shoulder, *n*

épidémie, *nf* - epidemic, *n*

épidémie fatale, *nf* - fatal epidemic, *n*

épiderme, *nm* - epidermis, *n*

épigastre, *nm* - epigastrium, *n*

épiglotte, *nm* - epiglottis, *n*

épiglottite, *nf* - epiglottitis, *n*

épilepsie, *nf* - epilepsy, *n*

épinéphrine, *nf* - epinephrine, *n*; EpiPen, *n*; Adrenalin, *n* → **EpiPen; adrénaline**

épinéphrine racémique, *nf* - racemic epinephrine, *n*

EpiPen, *nf* - EpiPen, *n*; epinephrine, *n*; Adrenalin, *n* → **épinéphrine; adrénaline**

épiphysiolyse fémorale supérieure, *nf* - slipped capital femoral epiphysis, *n* [SCFE]

épisiotomie, *nf* - episiotomy, *n*

épistaxis, *nm* - epistaxis, *n*

épouse, *nf* - spouse, *n* → **époux; conjoint(e)**

époux, *nm* - spouse, *n* → **épouse; conjoint(e)**

épreuve d'effort sur tapis roulant, *nf* - treadmill stress test, *n*

équipement médical, *nm* - medical equipment, *n*

ergothérapeute, *n* - occupational therapist, *n*

érosion dentaire, *nf* - dental erosion, *n*

erreurs innées du métabolisme, *nf* - inborn metabolic error, *n*

éruption bulleuse, *nf* - rash with fill bubbles, *n*

éruption cutanée, *nf* - rash, *n*

érysipèle, *nm* - erysipelas, *n*

érythème, *nm* - erythema, *n*

érythème infectieux aigu, nm - erythema infectiosum, n; fifth disease, n → **mégalérythème épidémique; cinquième maladie; syndrome des joues giflées**

érythème migrant, nm - erythema migrans, n

escarre, nf - scab, n → **croûte**

Escherichia coli, nm - Escherichia coli, n → **colibacille**

esmolol, nm - esmolol, n; Brevibloc, n → **Brevibloc**

ésoméprazole, nm - esomeprazole, n; Nexium, n → **Inexium**

espérance de vie, nf - life expectancy, n

estomac, nm - stomach, n

ESV (extrasystole ventriculaire), nf - premature ventricular contraction, n [PVC]

état de manque, être en, v - withdrawal symptoms, to have, v

étirer, v - stretch, to, v

etomidate, nm - etomidate, n; Amidate, n → **Hypnomidate**

étourdissement, nm - lightheadedness, n

être confus, v - confused, to be, v

être malade, v - sick, to be, v

être rassasié, v - full (after eating), adj → **avoir bien mangé**

étudiant, nm - student, n

étudiant(e) en médecine, n - medical student, n

étudiant(e) en soins infirmiers, n - nursing student, n

évaluation, nf - assessment, n

évaluation de la prévention des nausées, nf - nausea screen, n

évaluation des voies aériennes, nf - airway evaluation, n

évaluation du risque d'aspiration, nf - aspiration screen, n

évaluation pré-opératoire, nf - preoperative evaluation, n

évanouir (s'), v - faint, to, v

exacerbation, nf - exacerbation, n

exacerbation de l'asthme, nf - asthma exacerbation, n; asthma attack, n

examen bimanuel, nm - bimanual exam, n

examen de réactivité fœtale, nm - nonstress test, n [NST]

examen physique, nm - physical exam, n

examen postopératoire, nm - postoperative exam, n

examiner, v - inspect, to, v → **inspecter**

exanthème, nm - exanthem, n

exanthème viral, nm - viral exanthem, n

excédent de bagages, nm - excess baggage, n

excursion, nf - excursion, n

exercice, nm - exercise, n

exostose osseuse dentaire, nf - exostosis, n; tori, n → **torus**

expectorant, nm - expectorant, n

expectoration, nf - sputum, n

expiré, adj - expired, adj

expirer, v - exhale, to, v

explorateur, nm - explorer, n

exploration fonctionnelle pulmonaire, nf - pulmonary function tests, n [PFT]

exsanguer, v - exsanguinate, to, v

exsanguino-transfusion, nf - exchange transfusion, n

exsudat, nm - exudate, n

externe, n - intern, n

extra-utérin(e), *adj* - extrauterine, *adj*
extraction, *nf* - extraction, *n*
extraction du fil, *nf* - lead extraction, *n*
extrasystole jonctionnelle, *nf* - premature junctional contraction, *n*
extrasystole ventriculaire, *nf* **[ESV]** - premature ventricular contraction, *n* [PVC]
extrasystoles auriculaires, *nf* - premature atrial contractions, *n* [PAC]
extubation, *nm* - extubation, *n*
extuber, *v* - extubate, to, *v*

F

face de la lune, *nf* - moon face, *n*
facettes de composite, *nf* - bonding, *n* → **bonding**
faciès syndromique, *nm* - syndromic facies, *n*
facile, *adj* - easy, *adj*
facteur de risque, *nm* - risk factor, *n*
facture, *nf* - bill, *n*
faible, *adj* - weak, *adj*
faible volume, *nm* - small volume, *n*
faire une overdose de ____, *v* - overdose on ____, to, *v*
fascéite nécrosante, *nf* - necrotizing fasciitis, *n*
fatigué, *adj* - tired, *adj*
fausse couche, *nf* - miscarriage, *n*
fausse dent, *nf* - false tooth, *n*
faux croup, *nm* - croup, *n*; laryngotracheobronchitis, *n* → **laryngotrachéite**
fébrile, *adj* - febrile, *adj*
fèces, *nf* - feces, *n* → **selles; matières fécales**

femme, *nf* - wife, *n*; woman, *n*
fémur, *nm* - femur, *n*
fentanyl, *nm* - fentanyl, *n*; Sublimaze, *n* → **Sublimaze**
fente palatine, *nf* - cleft palate, *n*
fer, *nm* - iron, *n*
fesses, *nf* - buttocks, *n*
fibrillation auriculaire, *nf* - atrial fibrillation, *n*
fibrillation ventriculaire, *nf* - ventricular fibrillation, *n*
fibrinolyse, *nf* - fibrinolysis, *n*
fibrome utérin, *nm* - uterine fibroid, *n*; leiomyoma, *n*
fibroscope, *nm* - fibroscope, *n*
fibrose kystique, *nf* - cystic fibrosis, *n* → **mucoviscidose**
fibrose pulmonaire, *nf* - pulmonary fibrosis, *n*
fibula, *nm* - fibula, *n* → **péroné**
fiche médicale, *nf* - medical chart, *n*
fièvre dengue, *nf* - dengue fever, *n*; dengue, *n* → **dengue**
fièvre jaune, *nf* - yellow fever, *n*
fièvre pédiatrique, *nf* - pediatric fever, *n*
fièvre typhoïde, *nf* - typhoid fever, *n*
fille, *nf* - girl, *n*
Fioricet, *nm* - Fioricet, *n*; butalbital/acetaminophen/caffeine, *n* → **butalbital/acétaminophène/caféine**
fissure, *nf* - fissure, *n*
fistule, *nf* - fistula, *n*
flatulence, *nf* - flatulence, *n* → **gaz**
Flexeril, *nm* - Flexeril, *n*; cyclobenzaprine, *n* → **cyclobenzaprine**
fluide, *nm* - fluid, *n*

Fluimucil, nm - Mucomyst, n; acetylcysteine, n → **acétylcysteine**
fluorure, nm - fluoride, n
fluticasone/salmétérol, nm - fluticasone/salmeterol, n; Advair, n → **Advair**
flutter atrial, nm - atrial flutter, n → **flutter auriculaire**
flutter auriculaire, nm - atrial flutter, n → **flutter atrial**
foie, nm - liver, n
folle, nf - crazy, adj → **fou**
folliculaire, adj - follicular, adj
follicule, nm - follicle, n
folliculite, nf - folliculitis, n
fomépizole, nm - fomepizole, n; Antizole, n → **Antizole**
fontanelle, nf - fontanel, n
fontanelles bombées, nf - bulging fontanelles, n
fontanelles enfoncées, nf - sunken fontanelles, n
foramen mentonnier, nm - mental foramen, n
foramen ovale perméable, nm - patent foramen ovale, n [PFO]
forceps, nm - forceps, n
formulaire de consentement, nm - consent form, n
fosphénytoïne, nf - fosphenytoin, n; Cerebyx, n → **Prodilantin**
fossette sur le sein, nf - breast dimpling, n → **tirage**
fou, nm - crazy, adj → **folle**
fouloir endodontique, nm - spreader, n → **spreader**
fourmillement, nm - pins and needles, n
fraction d'éjection, nf - ejection fraction, n [EF]
fracture, nf - fracture, n

fraises dentaires, nf - burr, n
fraises diamantées, nf - diamond burr, n
fraises rotatives, nf - carbide burr, n
franchise bagages, nf - baggage allowance, n
frémitus tactile, nm - tactile fremitus, n
fréquence cardiaque, nf - heart rate, n
fréquence respiratoire, nf - respiratory rate, n
frère, nm - brother, n
frissoner, v - shiver, to, v
froid, adj - cold, adj
front, nm - forehead, n
frottement, nm - rub, n
frottement pleural, nm - pleural rub, n
frottis anormal, nm - abnormal pap smear, n
frottis de Papanicolau, nm - Papanicolaou smear, n
frottis sanguin, nm - blood smear, n
fruit, nm - fruit, n
fumer une cigarette, v - smoke a cigarette, to, v
Furadantine, nf - Macrobid, n; nitrofurantoin, n; Macrodantin, n → **nitrofurantoïne**
furosémide, nm - furosemide, n; Lasix, n → **Lasilix**

G

galactorrhée, nf - galactorrhea, n
gale, nf - scabies, n
galop, nm - gallop, n
ganglions lymphatiques gonflés, nm - enlarged lymph nodes, n

gangrène de la bouche, *nf* - cancrum oris, *n*; noma, *n* →**noma; cancrus oris**
gant(s), *nm* - glove(s), *n*
gants chirurgicaux, *nm* - surgical gloves, *n*
garçon, *nm* - boy, *n*
gare ferroviaire, *nf* - train station, *n*
gare routière, *nf* - bus station, *n*
gargouillis, *nm* - stomach growling, *n* →**grondements d'estomac**
garniture, *nf* - side dish, *n* →**accompagnement**
gastrique, *adj* - gastric, *adj*
gastro-entérite, *nf* - gastroenteritis, *n*
gastro-entérologie - gastroenterology, *n*
gastroentérologue, *n* - gastroenterologist, *n*
gastroschisis, *nm* - gastroschisis, *n* →**laparoschisis**
gauche, *adj* - left, *adj*
gaz, *nm* - gas, *n*
gaze, *nf* - gauze, *n* →**compresse**
gel de mordançage, *nm* - etch, *n*
gencives, *nf* - gingiva, *n*; gums, *n*
gène, *nm* - gene, *n*
générateur électrique, *nm* - electrical generator, *n*
génital(e), *adj* - genital, *adj*
genou, *nm* - knee, *n*
gentamicine, *nf* - gentamicin, *n*
gériatrique, *adj* - geriatric, *adj*
GEU (grossesse extra-utérine), *nf* - ectopic pregnancy, *n*
Giardia lamblia, *nf* - Giardia lamblia, *n*
gingival(e), *adj* - gingival, *adj*
gingivite, *nf* - gingivitis, *n*

glace, *nf* - ice, *n*
glande, *nf* - gland, *n*
glande parotide, *nf* - parotid gland, *n*
glande salivaire, *nf* - salivary gland, *n*
glande salivaire gonflée, *nf* - salivary gland swelling, *n*
globule blanc, *nm* - white blood cell, *n*
globule rouge, *nm* - red blood cell, *n* [RBC]
glomérulonéphrite, *nf* - glomerulonephritis, *n*
glomérulonéphrite aiguë post-streptococcique, *nf* - acute poststreptococcal glomerulonephritis, *n*
glossalgie, *nf* - sore tongue, *n*
glossite, *nf* - glossitis, *n*
GlucaGen, *nm* - GlucaGen, *n*; glucagon, *n* →**glucagon**
glucagon, *nm* - glucagon, *n*; GlucaGen, *n* →**GlucaGen**
glucide, *nm* - carbohydrate, *n* →**hydrate de carbonne**
gluconate de calcium, *nm* - calcium gluconate, *n*
glucose, *nm* - glucose, *n*
glycémie, *nf* - blood glucose, *n*
glycémie à jeun, *nf* - fasting blood glucose, *n*
glycogène, *nm* - glycogen, *n*
glycosurie, *nf* - glycosuria, *n*
gonflement, *nm* - swelling, *n*
gonorrhée, *nf* - gonorrhea, *n* →**blennorragie**
gorge, *nf* - throat, *n*
gorge irritée, *nf* - sore throat, *n* →**mal de gorge**
goupilles, *nf* - pins, *n*
goûter, *v* - taste, to, *v*

gouttière, nf - retainer, n
graisse, nf - fat, n
Gram négatif, adj - Gram negative, n
Gram positif, adj - Gram positive, n
grand-mère, nf - grandmother, n
grand-père, nm - grandfather, n
grand/petit pectoral, nm - pectoralis major/minor, n
grandes lèvres, nf - labia majora, n
gratter, v - scratch, to, v
gratter un prurit, v - scratch an itch, to, v → **gratter, se**
gratter, se, v - scratch an itch, to, v → **gratter un prurit**
gratuit, adj - free (no cost), adj
greffon, nm - transplant, n → **transplant**
grippe, nf - flu, n; influenza, n
grondements d'estomac, nm - stomach growling, n → **gargouillis**
groom, nm - bellboy, n
gros intestin, nm - large intestine, n
gros orteil, nm - big toe, n
grossesse, nf - pregnancy, n
grossesse à risque, nf - high-risk pregnancy, n
grossesse compliquée, nf - complicated pregnancy, n
grossesse extra-utérine, nf [GEU] - ectopic pregnancy, n
grossesse interrompue, nf - lost pregnancy, n
grossesse intra-utérine confirmée par échographie, nf - intrauterine pregnancy confirmed by ultrasound, n
grossesse multiple, nf - multiple pregnancy, n
grossesse non désirée, nf - unwanted pregnancy, n
grossesse tubaire, nf - tubal pregnancy, n
grosseur, nf - lump, n → **bosse**
grossir, v - gain weight, to, v
groupe, nm - type, n
groupe sanguin, nm - blood type, n
guichet, nm - ticket office, n
guide touristique, nm - tour guide, n
gutta percha, nf - gutta percha, n
gynéco-obstétrique, nf - obstetrics and gynecology, n
gynécologique, adj - gynecologic, adj
gynécologue, n - gynecologist, n
gynécomastie, nf - gynecomastia, n

H

Haemophilus influenzæ, nm - Haemophilus influenzae, n
Haldol, nm - Haldol, n; haloperidol, n → **halopéridol**
haleine cétonique, nf - musty sweet breath odor, n → **haleine de pomme pourrie**
haleine de pomme pourrie, nf - musty sweet breath odor, n → **haleine cétonique**
haleine qui sent les selles, nf - breath with fecal odor, n
halitose, nf - halitosis, n; bad breath, n → **mauvaise haleine**
hall, nm - lobby, n
hallucination, nf - hallucination, n
hallucinogène, nm - hallucinogen, n
halopéridol, nm - haloperidol, n; Haldol, n → **Haldol**
hanche, nf - hip, n
handicapé, adj - disabled, adj
haptoglobine sérique, nf - serum haptoglobin, n

HATSOB (hystérectomie abdominale totale avec salpingo-ovariectomie bilatérale), *nf* - total abdominal hysterectomy with bilateral salpingo-oophorectomy, *n* [TAHBSO]

haute saison, *nm* - peak season, *n*

hebdomadaire, *adj/adv* - weekly, *adj/adv*

HELLP (hémolyse, élévation des enzymes hépatiques, thrombopénie), *nf* - hemolysis elevated liver enzymes low platelets syndrome, *n* [HELLP syndrome]

helminthe, *nm* - helminth, *n*

helminthiase, *nf* - helminthiasis, *n*

Hemabate, *nm* - Hemabate, *n*; carboprost tromethamine, *n*
→ **trométhamine de carboprost**

hématémèse, *nf* - hematemesis, *n*; vomiting blood, *n*

hématochézie, *nf* - hematochezia, *n*; blood in stool, *n*

hématocolpos, *nm* - hematocolpos, *n*

hématologique, *adj* - hematologic, *adj*

hématologue, *n* - hematologist, *n*

hématome, *nm* - hematoma, *n*

hématome sous-dural, *nm* - subdural hematoma, *n*

hématopoïèse, *nf* - hematopoiesis, *n*

hémoconcentration, *nf* - hemoconcentration, *n*

hémoculture, *nf* - blood culture, *n*

hémodialyse, *nf* - hemodialysis, *n*

hémodilution, *nf* - hemodilution, *n*

hémoglobine, *nf* - hemoglobin, *n*

hémogramme, *nm* - complete blood count, *n* [CBC]
→ **numération et formule sanguine**

hémolyse, *nf* - hemolysis, *n*

hémolyse, élévation des enzymes hépatiques, thrombopénie, *nf* [HELLP] - hemolysis elevated liver enzymes low platelets syndrome, *n* [HELLP syndrome]

hémophilie, *nf* - hemophilia, *n*

hémoptysie, *nf* - coughing up blood, *n*; hemoptysis, *n*

hémorragie, *nf* - hemorrhage, *n*

hémorragie pétéchiale, *nf* - petechial hemorrhage, *n*

hémorragie post-partum, *nf* - postpartum hemorrhage, *n*

hémorroïde, *nf* - hemorrhoid, *n*

hémothorax, *nm* - hemothorax, *n*

héparine, *nf* - heparin, *n*

hépatite, *nf* - hepatitis, *n*

hépatite néonatale, *nf* - neonatal hepatitis, *n*

hépatomégalie, *nf* - hepatomegaly, *n*

hépatotoxique, *nm* - hepatotoxic, *n*

héréditaire, *adj* - hereditary, *adj*

hernie, *nf* - hernia, *n*

hernie diaphragmatique, *nf* - diaphragmatic hernia, *n*

hernie étranglée, *nf* - strangulated hernia, *n*

hernie incarcérée, *nf* - incarcerated hernia, *n*

hernie inguinale, *nf* - inguinal hernia, *n*

hernie ombilicale, *nf* - umbilical hernia, *n*

herniorraphie, *nf* - herniorrhaphy, *n*

héroïne, *nf* - heroin, *n*

herpangine, *nf* - herpangina, *n*

herpès, *nm* - herpes, *n*

herpès génital, nm - genital herpes, n
herpès simplex, nm - herpes simplex, n
herpès zoster, nm - shingles; herpes zoster, n → **zona**
herpétiforme, adj - herpetiform, adj
hétérosexuel, adj - heterosexual, adj
hiatus, nm - hiatus, n
hidradénite suppurée, nf - hidradenitis suppurativa, n
hier, nm/adv - yesterday, n/adv
hile, nm - hilum, n
hippocratisme digital, nm - clubbing of the fingers or toes, n
histoire de la maladie actuelle, nf - history of present illness, n [HPI]
histoire du patient, nf - patient history, n
histoire postopératoire, nf - postoperative history, n
histoire sociale, nf - social history, n
histologie, nf - histology, n
histopathologie, nf - histopathology, n
histoplasmose, nf - histoplasmosis, n
homme, nm - man, n
hôpital, nm - hospital, n
hoquet, nm - hiccups, n → **myoclonie phrénoglottique**
hormone thyréo-stimulante, nf [TSH] - thyroid stimulating hormone, n [TSH]
hormones, nf - hormones, n
hôtel, nm - hostel, n; hotel, n → **auberge de jeunesse**
hôtel de luxe, nm - luxury hotel, n
HPV (papillomavirus humain), nm - human papillomavirus, n [HPV]
humérus, nm - humerus, n

hydramnios, nm - polyhydramnios, n → **polyhydramnios; polyamnios**
hydrate de carbonne, nm - carbohydrate, n → **glucide**
hydrocèle, nf - hydrocele, n
hydrocéphalie, nf - hydrocephalus, n
hydrocodone, nf - hydrocodone, n
hydrocodone/paracétamol, nf/nm - hydrocodone/acetaminophen, n; Norco, n → **Norco**
hydrocortisone, nf - hydrocortisone, n; Solu-Cortef, n → **Solu-Cortef**
hydromorphone, nf - hydromorphone, n; Dilaudid, n → **Dilaudid**
hydroxide de calcium, nm - calcium hydroxide, n
hydroxyzine, nf - hydroxyzine, n; Vistaril, n → **Atarax**
hygiène, nf - hygiene, n
hygiène buccale, nf - oral hygiene, n
hygiéniste dentaire, n - dental hygienist, n
hymen, nm - hymen, n
hyoscyamine, nf - hyoscyamine, n; Levsin, n → **Levsin**
hyperbilirubinémie, nf - hyperbilirubinemia, n
hyperbilirubinémie néonatale, nf - neonatal hyperbilirubinemia, n
hyperbilirubinémie non conjuguée, nf - unconjugated hyperbilirubinemia, n
hypercalcémie, nf - hypercalcemia, n
hypercapnie, nf - hypercapnia, n
hyperckémie, nm - elevated ck, n
hyperémèse gravidique, nf - hyperemesis gravidarum, n
hyperéosinophilie, nf - hypereosinophilia, n

hyperkaliémie, nf - hyperkalemia, n
hyperleucocytose, nf - leukocytosis, n → **leucocytose**
hyperlipémie, nf - hyperlipidemia, n
hypernatrémie, nf - hypernatremia, n
hypersalivation, nf - increased salivation, n
hypertension arterielle, nf - high blood pressure, n; hypertension, n
hypertension de la blouse blanche, nf - white coat hypertension, n
hyperthermie, nf - hyperthermia, n
hyperthyroïdie, nf - hyperthyroidism, n
hypertrophie, nf - hypertrophy, n
hyperventilation, nf - hyperventilation, n
hypervolémie, nf - hypervolemia, n
hypervolémique, adj - hypervolemic, adj
Hypnomidate, nf - Amidate, n; etomidate, n → **etomidate**
hypochlorite de sodium, nm - bleach, n; sodium hypochlorite, n
hypoglycémiant, adj - hypoglycemic, adj
hypoglycémie, nf - hypoglycemia, n
hypokaliémie, nf - hypokalemia, n
hyponatrémie, nf - hyponatremia, n
hypoperfusion, nf - hypoperfusion, n
hypopituitarisme, nm - hypopituitarism, n
hypoplasie de l'émail, nf - enamel hypoplasia, n
hypoplasie du cœur gauche, nf - hypoplastic left heart, n
hypospadias, nm - hypospadias, n
hypotension, nf - hypotension, n; low blood pressure, n

hypothalamus, nm - hypothalamus, n
hypothermie, nf - hypothermia, n
hypothyroïdie, nf - hypothyroidism, n
hypotonie, nf - hypotonia, n; weak muscular tone, n → **tonus musculaire faible**
hypovolémie, nf - hypovolemia, n
hypovolémique, adj - hypovolemic, adj
hypoxie, nf - hypoxia, n
hypoxique, adj - hypoxic, adj
hystérectomie, nf - hysterectomy, n
hystérectomie abdominale, nf - abdominal hysterectomy, n
hystérectomie abdominale totale avec salpingo-ovariectomie bilatérale, nf [HATSOB] - total abdominal hysterectomy with bilateral salpingo-oophorectomy, n [TAHBSO]
hystérectomie vaginale, nf - vaginal hysterectomy, n
hystérique, nf - hysterical, adj

I

iatrogène, adj - iatrogenic, adj
ibuprofène, nm - ibuprofen, n
ictère, nm - icterus, n; yellow skin, n
ictère au lait maternel, nm - breast milk jaundice, n
ictère d'allaitement, nm - breastfeeding jaundice, n
ictère néonatal, nm - neonatal jaundice, n
ictère physiologique, nm - physiologic jaundice, n
IEC (inhibiteur de l'enzyme de conversion), nm - ACE inhibitor, n; angiotensin converting enzyme inhibitor, n
iléon, nm - ileum, n

iléus méconial, *nm* - meconium ileus, *n*
image en cocarde, *nf* - target sign, *n*
imagerie par résonance magnétique, *nf* **[IRM]** - magnetic resonance imaging, *n* [MRI]
Imigrane, *nm* - Imitrex, *n*; sumatriptan, *n* →**sumatriptan**
immigration, *nf* - immigration, *n*
immunodéficience, *nf* - immunodeficiency, *n*
immunoglobuline anti-D, *nf* - Rho(D) immune globulin, *n*; RhoGAM, *n* →**RhoGAM**
immunoglobuline Rh, *nf* - Rh immune globulin, *n*; RhoGAM, *n* →**RhoGAM**
immunosuppresseur, *nm* - immunosuppressant, *n*
immunosuppression, *nf* - immunosuppression, *n*
imperforation de l'anus, *nf* - imperforate anus, *n*
impétigo, *nm* - impetigo, *n*
implant contraceptif, *nm* - birth control implant, *n*
implant dentaire, *nm* - dental implant, *n*
implantable, *adj* - implantable, *adj*
implanter, *v* - implant, to, *v*
inattention, *nf* - inattention, *n*
inciser, *v* - cut open, to, *v*
incision, *nf* - incision, *n*
incision et drainage, *nf* - incision and drainage, *n*
incisive, *nf* - incisor, *n*
incisive centrale, *nf* - central incisor, *n*
incisive latérale, *nf* - lateral incisor, *n*
incompatibilité ABO, *nm* - ABO incompatibility, *n*
incompatibilité rhésus, *nf* - Rh incompatibility, *n*
incompétence cervicale, *nf* - weak cervix, *n*
inconfortable, *adj* - uncomfortable, *adj*
inconsolable, *adj* - inconsolable, *adj*
incontinence fécale, *nf* - fecal incontinence, *n*; stool incontinence, *n*
incontinence urinaire, *nf* - urinary incontinence, *n*
indigestion, *nf* - indigestion, *n*
induction de l'anesthésie, *nf* - induction of anesthesia, *n*
induration, *nf* - induration, *n*
Inexium, *nm* - Nexium, *n*; esomeprazole, *n* →**ésoméprazole**
infarctus, *nm* - infarct, *n*
infarctus du myocarde, *nm* - myocardial infarction, *n* [MI]
infecté(e), *adj* - infected, *adj*
infection, *nf* - infection, *n*
infection à levures, *nf* - yeast infection, *n*
infection cardiaque, *nf* - infection of the heart, *n*; infectious endocarditis, *n*
infection des voies urinaires, *nf* - urinary tract infection, *n* [UTI]
infection néonatale par le virus de l'herpès simplex, *nf* - neonatal herpes simplex virus infection, *n*
infection par le virus d'Epstein Barr, *nf* - infectious mononucleosis, *n*; acute Epstein-Barr viral infection, *n* →**mononucléose infectieuse**
infection respiratoire haute, *nf* - upper respiratory infection, *n* [URI]

infection sexuellement transmissible, *nf* **[IST]** - sexually transmitted infection, *n* [STI]

infection streptococcique du groupe B, *nf* - group B streptococcal infection, *n*

inférieur(e), *adj* - inferior, *adj*; lower, *adj*

infertile, *adj* - infertile, *adj*

infertilité, *nf* - infertility, *n*

infestation, *nf* - infestation, *n*

infiltrer, *v* - infiltrate, to, *v*

infirmier praticien/infirmière praticienne, *n* - nurse practitioner, *n*

infirmier/infirmière, *n* - nurse, *n*

infirmier/infirmière auxiliaire, *n* - practical nurse, *n*

infirmier/infirmière diplômé(e) d'état, *n* - registered nurse, *n*

infirmité motrice cérébrale, *nf* - cerebral palsy, *n*

inflammation, *nf* - inflammation, *n*

inflammé, *adj* - inflamed, *adj*

influenza, *nf* - influenza, *n*

inguinal(e), *adj* - inguinal, *adj*

inhalation d'albutérol, *nf* - albuterol inhaler, *n*

inhaler, *v* - inhale, to, *v*

inhalothérapeute, *n* - respiratory therapist, *n* → **thérapeute respiratoire**

inhibiteur calcique, *nm* - calcium channel blocker, *n*

inhibiteur de l'enzyme de conversion, *nm* **[IEC]** - ACE inhibitor, *n*; angiotensin converting enzyme inhibitor, *n*

inhibiteur de la recapture de la dopamine et de la noradrénaline, *nm* - dopamine-norepinephrine reuptake inhibitor, *n*

inhibiteur des récepteurs de l'angiotensine II, *nm* **[ARA II]** - angiotensin II receptor blocker, *n* [ARB]

injecter, *v* - inject, to, *v*

injection, *nf* - injection, *n* → **piqûre**

injection d'immunoglobuline Rh (RhoGAM), *nf* - Rh (RhoGAM) immune globulin shot, *n*

innerver, *v* - innervate, to, *v*

inopérable, *adj* - inoperable, *adj*

INR (ratio international normalisé), *nm* - international normalized ratio, *n* [INR]

insensible, *adj* - unresponsive, *adj*

insérer, *v* - insert, to, *v*

insertion d'un cathéter de Foley, *nf* - foley catheter insertion, *n*

inspecter, *v* - inspect, to, *v* → **examiner**

inspection, *nf* - inspection, *n*

instructions postopératoire, *nf* - postoperative instructions, *n*

instrument, *nm* - instrument, *n*

instrument de détection de fracture, *nm* - fracture detector, *n*; tooth slooth, *n* → **tooth slooth**

insuffisance, *nf* - insufficiency, *n*

insuffisance cardiaque, *nf* - heart failure, *n*; congestive heart failure, *n* [CHF] → **insuffisance cardiaque congestive**

insuffisance cardiaque congestive, *nf* - congestive heart failure, *n* [CHF]; heart failure, *n*

insuffisance rénale aiguë, *nf* - acute renal failure, *n*

insuffisance ventriculaire, *nf* - ventricular failure, *n*

insuline, *nf* - insulin, *n*

insuline régulière, *nf* - insulin, regular, *n*

interaction médicamenteuse indésirable, *nf* - adverse drug interaction, *n*
intérieur, *nm* - inside, *n* → **dedans**
intermittent, *adj* - intermittent, *adj*
interne, *n* - resident, *n*
internet, *nm* - internet, *n*
interniste, *n* - internist, *n*
interruption de l'arc aortique, *nf* - interrupted aortic arch, *n*
interstitiel, *adj* - interstitial, *adj*
intertrigo, *nm* - intertrigo, *n*
intestin grêle, *nm* - small intestine, *n*
intestins, *nm* - bowels, *n*; intestines, *n*
intolérant, *adj* - intolerant, *adj*
intoxication, *nf* - intoxication, *n*; toxic ingestion, *n*
intoxication au plomb, *nf* - lead ingestion, *n*
intraveineuse, *nf* - intravenous, *n* [IV]
intubation, *nf* - intubation, *n*
intuber, *v* - intubate, to, *v*
invagination, *nf* - intussusception, *n*
iode, *nm* - iodine, *n*
ionogramme sanguin, *nm* - serum electrolyte levels, *n*
IRM (imagerie par résonance magnétique), *nf* - magnetic resonance imaging, *n* [MRI]
irrégulier/irrégulière, *adj* - irregular, *adj*
irréversible, *adj* - irreversible, *adj*
irrigation, *nf* - irrigation, *n*
irriguer, *v* - irrigate, to, *v*
irritabilité, *nf* - irritability, *n*
irritation péritonéale, *nf* - peritoneal irritation, *n*
ischémie, *nf* - ischemia, *n*
ischémique, *adj* - ischemic, *adj*

IST (infection sexuellement transmissible), *nf* - sexually transmitted infection, *n* [STI]
itinéraire, *nm* - itinerary, *n*
ivre, *adj* - drunk, *adj*

J

jambe, *nf* - leg, *n*
jaunisse, *nf* - jaundice, *n* → **ictère**
jaunissement des yeux ou de la peau, *nm* - yellowing of eyes and skin, *n*
jéjunum, *nm* - jejunum, *n*
jetable, *adj* - disposable, *adj*
jeter, *v* - throw away, to, *v*
jeûner, *v* - fast, to, *v*
joue, *nf* - cheek, *n*
jour, *nm* - day, *n*
jumeaux/jumelles, *n* - twins, *n*
jumeaux/jumelles identiques, *nm/nf* - identical twins, *n* → **jumeaux/jumelles monozygotes**
jumeaux/jumelles monozygotes, *nm/nf* - identical twins, *n* → **jumeaux/jumelles identiques**
jus, *nm* - juice, *n*
jusqu'à, *adv* - until, *prep*

K

Kayéxalate - polystyrene sulfonate, *n*; Kayexalate
Kcentra, *nf* - Kcentra, *n*; prothrombin complex concentrate, *n* [PCC] → **complexe concentré de prothrombine**
Keflex, *nf* - Keflex, *n*; cephalexin, *n* → **céphalexine**
Keppra, *nm* - Keppra, *n*; levetiracetam, *n* → **lévétiracétam**
Ketalar, *nm* - Ketalar, *n*; ketamine, *n* → **kétamine**

kétamine, nf - ketamine, n; Ketalar, n → **Ketalar**
kétorolac trométhamine, nm - toradol, n; Ketorolac, n
kilogramme, nm - kilogram, n
kilomètre, nm - kilometer, n
kwashiorkor, nm - kwashiorkor, n
kyste, nm - cyst, n
kyste de l'ovaire, nm - ovarian cyst, n
kyste de naboth, nm - nabothian cyst, n
kyste odontogène, nm - odontogenic cyst, n
kyste pilonidal, nm - pilonidal cyst, n
kystique, adj - cystic, adj

L

labétolol, nm - labetalol, n; Trandate, n → **Trandate**
labial(e), adj - labial, adj
labilité émotionnelle, nf - emotional lability, n
laboratoire, nm - laboratory, n
lacération, nf - laceration, n
lactate, nm - lactate, n
lait, nm - milk, n
lait maternel, nm - breast milk, n
lancer, v - throw, to, v
lancinant(e), adj - throbbing, adj
langue, nf - tongue, n
laparoschisis, nf - gastroschisis, n → **gastroschisis**
laparoscopie, nf - laparoscopy, n
larme, nf - tear, n
laryngite aiguë, nf - acute laryngitis, n
laryngomalacie, nf - laryngomalacia, n → **stridor congénital**

laryngotrachéite, nf - laryngotracheobronchitis, n; croup, n → **faux croup**
larynx, nm - larynx, n
Lasilix, nm - Lasix, n; furosemide, n → **furosémide**
latéral(e), adj - lateral, adj
latrine, nf - latrine, n
lavage, nm - wash, n
lavement, nm - enema, n
lavement baryté, nm - barium enema, n
laver, v - wash, to, v
laver les mains, se, v - wash hands, to, v
laxatif, nm - laxative, n
laxatif émollient, nm - stool softener, n
LED (lupus érythémateux disséminé), nm - systemic lupus erythematosus, n [SLE]; lupus, n
léger/légère, adj - light (not heavy), adj
légume, nm - vegetable, n
lèpre, nf - leprosy, n
lésion, nf - lesion, n
lésion linéaire, nf - linear lesion, n
lésion rénale aiguë, nf - acute kidney injury, n [AKI]
léthargie, nf - lethargy, n
léthargique, adj - lethargic, adj
leucémie, nf - leukemia, n
leucémie lymphoblastique aiguë, nf [LLA] - acute lymphoblastic leukemia, n [ALL]
leucocyte, nm - leukocyte, n
leucocytose, nf - leukocytosis, n → **hyperleucocytose**
leucopénie, nf - leukopenia, n
leucoplasie de la langue, nf - leukoplakia of the tongue, n

lévétiracétam, *nm* - levetiracetam, *n*; Keppra, *n* → **Keppra**

lèvre, *nf* - lip, *n*

Levsin, *nm* - Levsin, *n*; hyoscyamine, *n* → **hyoscyamine**

libéré de l'hôpital, *adj* - discharged from the hospital, *adj*

Librium, *nf* - Librium, *n*; chlordiazepoxide, *n* → **chlordiazépoxide**

lidocaïne, *nf* - lidocaine, *n*

ligament, *nm* - ligament, *n*

ligament parodontal, *nf* - periodontal ligament, *n*

ligature, *nf* - ligation, *n*

ligature des trompes, *nf* - tubal ligation, *n*

ligne, *nf* - line, *n*

ligne artérielle, *nf* - arterial line, *n*

ligne centrale, *nf* - central line, *n*

lime dentaire à os, *nf* - bone file, *n*

lime endodontique, *nf* - file, *n*

lime mécanique endodontique, *nf* - hand file, *n*

lime rotative, *nf* - rotary file, *n*

linéair(e), *adj* - linear, *adj*

linézolide, *nm* - linezolid, *n*; Zyvox, *n* → **Zyvox**

lingual(e), *adj* - lingual, *adj*

lipase, *nf* - lipase, *n*

lipome, *nm* - lipoma, *n*

liquide, *nm/adj* - liquid, *n/adj* → **fluide**

lit, *nm* - bed, *n*

lit-double, *nm* - double bed, *n*

lithiase rénale, *nf* - kidney stone, *n*; nephrolithiasis, *n* → **calcul rénal**

litre, *nm* - liter, *n*

livedo réticulaire, *nm* - livedo reticularis, *n*

LLA (leucémie lymphoblastique aiguë), *nf* - acute lymphoblastic leukemia, *n* [ALL]

lobe, *nm* - lobe, *n*

location de voitures, *nf* - car rental, *n*

loin, *adj* - far, *adj*

lombaire, *adj* - lumbar, *adj*

Lomotil, *nm* - Lomotil, *n*; atropine/diphenoxylate, *n* → **atropine/diphénoxylate**

longueur, *nf* - length, *n*

longueur crânio-caudale, *nf* - crown rump length, *n*

lorazépam, *nm* - lorazepam, *n*; Ativan, *n* → **Témésta**

lotion, *nf* - lotion, *n*

lotion de calamine, *nf* - calamine lotion, *n*

lourd(e), *adj* - heavy, *adj*

Lovenox, *nm* - Lovenox, *n*; enoxaparin, *n* → **énoxaparine**

lubrifiant, *nm* - lubricant, *n*

lubrification, *nf* - lubrication, *n*

lumière, *nf* - light (illumination), *n*

lumière de Wood, *nf* - Wood's light, *n*

Lumirelax, *nf* - Robaxin, *n*; methocarbamol, *n* → **méthocarbamol**

lunettes de protection, *nf* - eye protection, *n*

lupus, *nm* - lupus, *n* [SLE]

lupus érythémateux disséminé, *nm* [LED] - systemic lupus erythematosus, *n* [SLE]; lupus, *n*

lupus néonatal, *nm* - neonatal lupus, *n*

luxation, *nf* - luxation, *n*

lymphadénite, *nf* - lymphadenitis, *n*

lymphadénopathie, *nf*
- lymphadenopathy, *n*
→ **adénopathie**
lymphangite, *nf* - lymphangitis, *n*
lymphe, *nm* - lymph, *n*
lymphome, *nm* - lymphoma, *n*

M

macération, *nf* - maceration, *n*
macéré(e), *adj* - macerated, *adj*
mâcher, *v* - chew, to, *v*
mâchoire, *nf* - jaw, *n*
macrocéphalie, *nf* - macrocephaly, *n*
macrolide, *nm* - macrolide, *n*
magnésium, *nm* - magnesium, *n*
main, *nf* - hand, *n*
maintenant, *adv* - now, *adv*
maison d'hôte, *nf* - guesthouse, *n*
maison de retraite, *nf* - nursing home, *n*
majeur(e), *adj* - major, *adj*
mal aux dents, *nm* - toothache, *n*
mal de gorge, *nm* - sore throat, *n*
→ **gorge irritée**
mal de tête, *nm* - headache, *n*
mal des transports, *nm* - car sickness, *n* → **cinétose des voitures**
malabsorption, *nf* - malabsorption, *n*
malabsorption intestinale, *nf* - intestinal malabsorption, *n*
malade, *adj* - sick, *adj*
maladie, *nf* - disease, *n*
maladie chronique, *nf* - chronic disease, *n*
maladie contagieuse, *nf* - communicable disease, *n*; contagious disease, *n*
maladie d'Osgood-Schlatter, *nf* - Osgood-Schlatter disease, *n*

maladie de Hirschsprung, *nf* - Hirschsprung disease, *n*
maladie de Kawasaki, *nf* - Kawasaki disease, *n*
maladie de la coagulation du sang, *nf* - blood clotting disease, *n*
maladie de Legg-Calvé-Perthes, *nf* - Legg-Calvé-Perthes disease, *n*; avascular necrosis of the femoral head, *n* → **nécrose avasculaire de la tête fémorale**
maladie de Lyme, *nf* - Lyme disease, *n*
maladie de Paget, *nf* - Paget's disease, *n*
maladie de Wilson, *nf* - Wilson disease, *n*
maladie génétique, *nf* - genetic disease, *n*
maladie hémolytique du nouveau-né, *nf* - hemolytic disease of the newborn, *n*
maladie incurable, *nf* - incurable disease, *n*
maladie infectieuse, *nf* - infectious disease, *n*
maladie inflammatoire chronique de l'intestin, *nf* [MICI] - inflammatory bowel disease, *n* [IBD]
maladie inflammatoire pelvienne, *nf* - pelvic inflammatory disease, *n* [PID]
maladie mains-pieds-bouche, *nf* - hand foot and mouth disease, *n*
maladie paradontale, *nf* - periodontal disease, *n*
maladie sérique, *nf* - serum sickness, *n*
maladie sexuellement transmissible, *nf* [MST] - sexually transmitted disease, *n* [STD]
maladie terminale, *nf* - terminal disease, *n*

maladie vasculaire cérébrale, nf - cerebral vascular disease, n
malformation congénitale, nf - birth defect, n
malformation d'Ebstein, nf - Ebstein anomaly, n
malin/maligne, adj - malignant, adj
malléole, nf - malleolus, n
malnutri(e), adj - malnourished, adj
malocclusion dentaire, nf - malocclusion, n
maltraitance infantile, nf - child abuse, n
mamelon, nm - nipple, n
mammographie, nf - mammogram, n
mandibulaire, adj - mandibular, adj
mandibule, nf - mandible, n
mannitol, nm - mannitol, n; Osmitrol, n → **Osmitrol**
marasme, nm - marasmus, n
marcher, v - walk, to, v
mari, nm - husband, n
marié(e), adj - married, adj
marijuana, nf - marijuana, n
marraine, nf - godmother, n
masque, nm - mask, n
masque à oxygène, nm - oxygen mask, n
masque laryngé, nm - laryngeal mask airway, n [LMA]
masse en forme de boudin, nf - sausage-shaped mass, n
masse mammaire, nf - breast mass, n
masse ovarienne, nf - ovarian mass, n
mastectomie, nf - mastectomy, n
mastite, nf - mastitis, n
mastoïde, nf - mastoid, n
matelas, nm - mattress, n

matériau d'empreinte, nm - impression material, n
matériau d'obturation provisoire, nm - temporary filling material, n
matières fécales, nf - feces, n → **selles; fèces**
matité à la percussion, nf - dullness to percussion, n
matité des bases pulmonaires, nf - dullness at the lung bases, n
matrice dentaire, nf - matrix band, n
matrice sectionnelle, nf - sectional matrix, n
matrice tofflemire, nf - tofflemeyer, n
matrice tofflemire bombées, nf - sectional ring, n → **anneau dentaire**
mats à la percussion, adj - dull to percussion, adj
mauvais(e), adj - bad, adj
mauvaise dentition, nf - poor dentition, n
mauvaise haleine, nf - bad breath, n; halitosis, n → **halitose**
mauvaise qualité de l'eau, nf - poor water quality, n
maux de dents, nm - toothache, n
maxillaire, nm - maxilla, n; maxillary, adj → **maxillaire supérieur**
maxillaire supérieur, nm - maxillary, adj; maxilla, n → **maxillaire**
MDMA (méthylènedioxyméthamphétamine), nf - methylenedioxymethamphetamine, n [MDMA]; ecstasy, n
méat, nm - meatus, n
mécanisme, nm - mechanism, n

méclozine, *nf* - meclizine, *n*; Antivert, *n* → **Agyrax**
méconium, *nm* - meconium, *n*
médecin, *nm* - doctor, *n*
médecine générale, *nf* - family practice, *n*
Médecins Sans Frontières, *nm* - Doctors Without Borders, *n*
médial(e), *adj* - medial, *adj*
médiastin, *nm* - mediastinum, *n*
médicament, *nm* - medication, *n*
médicament contre la douleur, *nm* - pain medication, *n*
médicament en vente libre, *nm* - over the counter medication, *n*
médicament sous prescription, *nm* - prescribed medication, *n*
Médrol, *nf* - Medrol, *n*; Solumedrol, *n*; methylprednisolone, *n* → **Solumédrol; méthylprédnisolone**
mégalérythème épidémique, *nm* - fifth disease, *n*; erythema infectiosum, *n* → **cinquième maladie; érythème infectieux aigu; syndrome des joues giflées**
meilleur, *adj* - better, *adj*
melanger, *v* - mix, to, *v*
méléna, *nm* - melena, *n*
membrane, *nf* - membrane, *n*
membre, *nm* - limb, *n*
membre inférieur, *nm* - lower extremity, *n*
membre supérieur, *nm* - upper extremity, *n*
mémoire, *nm* - memory, *n*
menace d'avortement, *nf* - threatened abortion, *n*
méninges, *nm* - meninges, *n*
méningisme, *nm* - meningismus, *n*

méningite bactérienne, *nf* - bacterial meningitis, *n*
méningocèle, *nm* - meningocele, *n*
ménométrorragie, *nf* - menometrorrhagia, *n*
ménopause, *nf* - menopause, *n*
ménorragie, *nf* - menorrhagia, *n*
menstruations abondantes, *nf* - heavy menstruation, *n*; menorrhagia, *n* → **ménorragie**
menstruations douloureuses, *nf* - painful menstrual periods, *n*
menstruations longues, *nf* - long menstruation, *n*
mensuel, *adj/adv* - monthly, *adj/adv*
menton, *nm* - chin, *n*
merci, *nm* - thank you, *n/adj*
mère, *nf* - mother, *n*
mésial(e), *adj* - mesial, *adj*
mésothéliome, *nm* - mesothelioma, *n*
mesurer, *v* - measure, to, *v*
métabolisme, *nm* - metabolism, *n*
métacarpe, *nm* - metacarpus, *n*
métacarpien(ne), *adj* - metacarpal, *adj*
métal, *nm* - metal, *n*
métaphyse, *nf* - metaphysis, *n*
métastase, *nf* - metastasis, *n*
métastaser, *v* - metastasize, to, *v*
métatarse, *nm* - metatarsus, *n*
métatarsien(ne), *adj* - metatarsal, *adj*
méthocarbamol, *nm* - methocarbamol, *n*; Robaxin, *n* → **Lumirelax**
méthohéxital, *nm* - methohexital, *n*; Brevital, *n* → **Brevital**
méthotrexate, *nm* - methotrexate, *n*

méthylènedioxy-méthamphétamine, nf [MDMA] - methylenedioxymethamphetamine, n [MDMA]; ecstasy, n

méthylprédnisolone, nf - methylprednisolone, n; Solumedrol, n; Medrol, n → **Solumédrol; Médrol**

métoclopramide, nm - metoclopramide, n; Reglan, n → **Primpéran**

métoprolol, nm - metoprolol, n; Toprol, n; Lopressor, n

métro, nm - subway, n; metro, n

métrorragie, nf - metrorrhagia, n

mettre, v - put, to, v

MICI (maladie inflammatoire chronique de l'intestin), nf - inflammatory bowel disease, n [IBD]

microcéphalie, nf - microcephaly, n

microscope, nm - microscope, n

midazolam, nm - midazolam, n; Versed, n → **Versed**

midi, nm - noon, n

migraine sans aura, nf - migraine without aura, n

milligramme, nm - milligram, n

mince, adj - thin, adj

minéralocorticoïde, nm - mineralocorticoid, n

mineur(e), adj - minor, adj

mineur(e) (moins de 18), nm/nf/adj - minor (under 18), adj

Ministère de la Santé Publique, nm - Ministry of Public Health, n

minuit, nm - midnight, n

minute, nf - minute, n

miroir, nm - mirror, n

mise en place d'une intraveineuse, nf - iv placement, n

misoprostol, nm - misoprostol, n; Cytotec, n → **Cytotec**

moelle épinière, nf - spinal cord, n

mois, nm - month, n

molaire, nf - molar, n

mollet, nm - calf, n

molluscum contagiosum, nm - molluscum contagiosum, n

moniteur cardiaque, nm - cardiac monitor, n

mononucléose infectieuse, nf - acute Epstein-Barr viral infection, n; infectious mononucleosis, n → **infection par le virus d'Epstein Barr**

morbidité, nf - morbidity, n

mordre, v - bite, to, v

morphine, nf - morphine sulfate, n

morphologie, nf - morphology, n

morpions, nm - pubic lice, n → **poux pubiens**

morsure d'araignée, nf - spider bite, n

mort subite, nf - sudden death, n

mort-né, nm - stillbirth, n

mortel, adj - lethal, adj

mortier à amalgame, nm - amalgam well, n

moulage, nm - cast (dental), n

mourir, v - die, to, v

moustiquaire imprégnée d'insecticide, nf - insecticide-treated net, n

moustique, nm - mosquito, n

mouvements involontaires des yeux, nm - involuntary eye movement, n; nystagmus, n → **nystagmus**

MST (maladie sexuellement transmissible), nf - sexually transmitted disease, n [STD]

mucoïde, adj - mucous, adj

mucolytique, nm/adj - mucolytic, n/adj

mucoviscidose, *nf* - cystic fibrosis, *n* → **fibrose kystique**
mucus, *nm* - mucus, *n*
mucus clair, *nm* - clear mucus, *n*
mucus dans la bouche, *nm* - mucus in the mouth, *n*
mucus dans le nez, *nm* - mucus in the nose, *n*
mucus vert, *nm* - green mucus, *n*
muguet, *nm* - thrush, *n*
muqueuse, *nf* - mucosa, *n*
muscle, *nm* - muscle, *n*
muscles paraspinaux, *nm* - paraspinal muscles, *n*
musée, *nf* - museum, *n*
myélome, *nm* - myeloma, *n*
myéloméningocèle, *nm* - myelomeningocele, *n*
myocarde, *nm* - myocardium, *n*
myocardite, *nf* - myocarditis, *n*
myoclonie phrénoglottique, *nf* - hiccups, *n* → **hoquet**
myoglobine, *nf* - myoglobin, *n*
myorelaxant, *nm/adj* - muscle relaxant, *n/adj*

N

naloxone, *nf* - naloxone, *n*; Narcan, *n* → **Narcan**
Narcan, *nm* - Narcan, *n*; naloxone, *n* → **naloxone**
narcotique, *nm/adj* - narcotic, *n/adj*
narine, *nf* - nostril, *n*
nasopharynx, *nm* - nasopharynx, *n*
nausée, *nf* - nausea, *n*
nauséeux/nauséeuse, *adj* - nauseous, *adj*
nébulisateur, *nm* - nebulizer, *n* → **nébuliseur**
nébulisation, *nf* - nebulization, *n*
nébuliseur, *nm* - nebulizer, *n* → **nébulisateur**

nécrose avasculaire de la tête fémorale, *nf* - avascular necrosis of the femoral head, *n*; Legg-Calvé-Perthes disease, *n* → **maladie de Legg-Calvé-Perthes**
négatif(ve), *adj* - negative, *adj*
néonatal, *adj* - neonatal, *adj*
néoplasme, *nm* - neoplasm, *n*
néphrectomie, *nf* - nephrectomy, *n*
néphrite, *nf* - nephritis, *n*
néphrologie, *nf* - nephrology, *n*
néphrologue, *n* - nephrologist, *n*
néphrose, *nf* - nephrosis, *n*
néphrotoxique, *adj* - nephrotoxic, *adj*
nerf, *nm* - nerve, *n*
nerf alvéolaire inférieur, *nm* - inferior alveolar nerve, *n*
nerf vague, *nm* - vagus nerve, *n*
nettoyage en profondeur, *nm* - deep cleaning, *n*
nettoyer, *v* - clean, to, *v*
neuralgie, *nf* - neuralgia, *n*
neuroblastome, *nm* - neuroblastoma, *n*
neurologie, *nf* - neurology, *n*
neurologue, *n* - neurologist, *n*
neutropénie, *nf* - neutropenia, *n*
neutrophile, *nm* - neutrophil, *n*
neveu, *nm* - nephew, *n*
nez, *nm* - nose, *n*
NFS (numération et formule sanguine), *nf* - complete blood count, *n* [CBC] → **hémogramme**
niacine, *nf* - niacin, *n*; vitamin B3, *n* → **vitamine B3**
nicotine, *nf* - nicotine, *n*
nièce, *nf* - niece, *n*
nifédipine, *nf* - nifedipine, *n*
nimodipine, *nf* - nimodipine, *n*; Nimotop, *n* → **Nimotop**
Nimotop, *nf* - Nimotop, *n*; nimodipine, *n* → **nimodipine**

Nipride, *nm* - Nipride, *n*; sodium nitroprusside, *n* → **nitroprussiate de sodium**
nitrate, *nm* - nitrate, *n*
nitrofurantoïne, *nf* - nitrofurantoin, *n*; Macrobid, *n*; Macrodantin, *n* → **Furadantine**
nitroglycérine, *nf* - nitroglycerine, *n*
nitroprussiate de sodium, *nm* - sodium nitroprusside, *n*; Nipride, *n* → **Nipride**
nodule, *nm* - lymph node, *n*
nodule mammaire, *nm* - breast nodule, *n*
noir(e), *adj* - black, *adj*
noma, *nm* - noma, *n*; cancrum oris, *n* → **cancrus oris; gangrène de la bouche**
nombril, *nm* - navel, *n*
noradrénaline, *nf* - norepinephrine, *n*; Levophed, *n*
Norco, *nm* - Norco, *n*; hydrocodone/acetaminophen, *n* → **hydrocodone/paracétamol**
normal, *adj* - normal, *adj*
nourrir, *v* - feed, to, *v*
nouveau né de mère diabétique, *nm* - infant of a diabetic mother, *n*
nouveau-né, *nm* - neonate, *n*
noyer, se, *v* - drown, to, *v*
nuit, *nf* - night, *n*
nullipare, *nf* - nulliparous, *n*
numération et formule sanguine, *nf* **[NFS]** - complete blood count, *n* [CBC] → **hémogramme**
nutritionniste, *n* - nutritionist, *n*
nystagmus, *nm* - nystagmus, *n*; involuntary eye movement, *n* → **mouvements involontaires des yeux**
nystatine, *nf* - nystatin, *n*

O

obèse, *adj* - obese, *adj*
obesité, *nf* - obesity, *n*
objectif, *nm* - goal, *n*
obstétricien(ne), *n* - obstetrician, *n*
obturation, *nf* - filling, *n* → **restauration dentaire**
occasionnel, *adj* - occasional, *adj*
occlusal(e), *adj* - occlusal, *adj*
occulta, *nf* - spina bifida occulta, *n* → **spina bifida fermée**
octréotide, *nm* - octreotide, *n*; Sandostatin, *n* → **Sandostatine**
ocytocine, *nf* - oxytocin, *n*; Pitocin, *n* → **Pitocin**
odeur, *nf* - odor, *n*
odynophagie, *nf* - odynophagia, *n*
œdème, *nm* - edema, *n*
œdème des membres, *nm* - edema in the limbs, *n*
œdème du visage, *nm* - edema in the face, *n*
œil, *nm* - eye, *n*
oeil rouge, *nm* - pink eye, *n*; conjunctivitis, *n* → **conjonctivite**
œsophage, *nm* - esophagus, *n*
œstrogène, *nm* - estrogen, *n*; Premarin, *n* → **Premarin**
office de tourisme, *nm* - tourist office, *n*
oignon du gros orteil, *nm* - bunion, *n*
olanzapine, *nf* - olanzapine, *n*; Zyprexa, *n* → **Zyprexa**
oligamnios, *nm* - oligohydramnios, *n* → **oligohydramnios**
oligohydramnios, *nm* - oligohydramnios, *n* → **oligamnios**
oligoménorrhée, *nf* - oligomenorrhea, *n*
oligurie, *nf* - oliguria, *n*

OMA (otite moyenne aiguë), nf - acute otitis media, n
ombilic, nm - umbilicus, n → **nombril**
ombre, nf - shade, n
Omnicef, nm - Omnicef, n; cefdinir, n → **céfdinir**
omoplate, nf - scapula, n → **scapula; os scapulaire**
omphalite, nf - omphalitis, n
omphalocèle, nf - exomphalos, n; omphalocele, n
OMS (Organisation Mondiale de la Santé), nf - World Health Organization, n [WHO]
oncle, nm - uncle, n
oncologie, nf - oncology, n
oncologue, n - oncologist, n → **cancérologue**
ondansétron, nm - ondansetron, n; Zofran, n → **Zophren**
ongle, nm - nail, n
ongle du doigt, nm - fingernail, n
opérable, adj - operable, adj
opérer, v - operate, to, v
ophtalmologie, nf - ophthalmology, n
ophtalmologiste, n - ophthalmologist, n → **ophtalmologue**
ophtalmologue, n - ophthalmologist, n → **ophtalmologiste**
ophtalmoscope, nm - ophthalmoscope, n
opioïde, nm - opioid, n
or, nm - gold, n
ordonnance, nf - prescription, n
oreille, nf - ear, n
oreillette, nf - auricle (of the heart), n → **auricule; atrium**
oreillons, nm - mumps, n

organe, nm - organ, n
organe génital, nm - genitalia, n
organes génitaux, nm - genitals, n
organes génitaux ambigus, nm - ambiguous genitalia, n
Organisation Mondiale de la Santé, nf [OMS] - World Health Organization, n [WHO]
ORL (oto-rhino-laryngologiste), n - otolaryngologist, n
oropharynx, nm - oropharynx, n
orteil, nm - toe, n
orthodontie, nf - orthodontics, n
orthopédiste, n - orthopedist, n
orthopnée, nf - orthopnea, n; difficulty breathing when lying down, n → **difficulté à respirer en position couchée**
orthostatique, adj - orthostatic, adj
os, nm - bone, n
os pubien, nm - pubic bone, n → **pubis**
os radial, nm - radius, n → **radius**
os scapulaire, nm - scapula, n → **scapula; omoplate**
os zygomatique, nm - zygomatic bone, n
Osmitrol, nm - Osmitrol, n; mannitol, n → **mannitol**
ostéite alvéolaire, nf - alveolar osteitis, n; dry socket, n
ostéochondrome, nm - osteochondroma, n
ostéosarcome, nm - osteosarcoma, n
ostéotome, nm - osteotome, n
otite moyenne aiguë, nf [OMA] - acute otitis media, n
oto-rhino-laryngologiste, n [ORL] - otolaryngologist, n
otosclérose, nf - otosclerosis, n
otoscope, nm - otoscope, n

Où?, adv - Where?, adv
ouvrir, v - open, to, v
ovaire, nm - ovary, n
ovariectomie, nf - oophorectomy, n
overdenture, nf - overdenture, n
overdose, nf - overdose, n
→ **surdose**
ovuler, v - ovulate, to, v
oxycodone/paracétamol, nm - oxycodone/acetaminophen, n; Percocet, n → **Percocet**
oxygène, nm - oxygen, n
oxygénothérapie, nf - oxygen therapy, n
oxymètre de pouls, nm - pulse oximeter, n
oxyurose, nf - pinworm, n; enterobiasis, n → **entérobiase**

P

PAC (pontage aorto-coronarien), nm - coronary artery bypass graft, n [CABG] → **pontage coronarien**
pacemaker, nm - pacemaker, n → **stimulateur cardiaque**
palais, nm - palate, n; roof of mouth, n
palais dur, nm - hard palate, n
palais mou, nm - soft palate, n
palatin(e), adj - palatal, adj
pâle, adj - pale, adj
pâleur, nf - pallor, n
palmaire, adj - palmar, adj → **main**
palpation, nf - palpation, n
palper, v - palpate, to, v
palpitation, nf - palpitation, n
paludisme, nm - malaria, n
panaris herpétique, nm - herpetic whitlow, n
pancréas, nm - pancreas, n
pancréatite, nf - pancreatitis, n

pancréatite aiguë, nf - acute pancreatitis, n
pancytopénie, nf - pancytopenia, n
panniculite, nf - panniculitis, n
pansement, nm - bandage, n; dressing, n
pantalon, nm - pants, n
papille gustative, nf - taste bud, n
papillomavirus humain, nm [HPV] - human papillomavirus, n [HPV]
paracétamol, nm - acetaminophen, n; Tylenol, n → **Tylenol; acétaminophène; Doliprane**
paralyser, v - paralyze, to, v
paralysie nerveuse, nf - nerve palsy, n
paraplégique, adj - paraplegic, adj
parasite, nm - parasite, n
parasternal(e), adj - parasternal, adj
parasympathique, adj - parasympathetic, adj
parathyroïde, nf - parathyroid, n
parc d'attraction, nm - amusement park, n
parent(e), n - relative, n
paresthésie, nf - paresthesia, n
parler, v - speak, to, v
parodontite, nf - periodontitis, n → **déchaussement**
paronychie, nf - paronychia, n
parotidite, nf - parotiditis, n
parrain, nm - godfather, n
partenaire féminine, nf - female partner, n
partenaire masculin, nm - male partner, n
partenaires sexuels, n - sexual partners, n
partir, v - leave, to, v
passager, nm - passenger, n

passeport, *nm* - passport, *n*
pastille pour la toux, *nf* - cough drop, *n*
patch de lidocaïne, *nm* - lidocaine patch, *n*; Lidoderm, *n*
pathologie, *nf* - pathology, *n* → **anatomo-pathologie**
pathologiste, *n* - pathologist, *n*
patient ambulatoire, *nm* - outpatient, *n*
paume, *nf* - palm, *n*
pauvreté, *nf* - poverty, *n*
pavillon de l'oreille, *nm* - auricle (of the ear), *n*
péage, *nm* - toll, *n*
peau, *nf* - skin, *n*
peau érythémateuse, *nf* - red skin, *n*
peau marbrée, *nf* - mottled skin, *n*
pectoriloquie aphone, *nf* - whispered pectoriloquy, *n*
pédiatre, *n* - pediatrician, *n*
pédiatrie, *nf* - pediatrics, *n*
pellagre, *nf* - pellagra, *n*
pelvis, *nm* - pelvis, *n*
pénicilline, *nf* - penicillin, *n*
pénis, *nm* - penis, *n*
penser, *v* - think, to, *v*
peptide natriurétique cérébral, *nm* - brain natriuretic peptide, *n* [BNP] → **peptide natriurétique de type B**
peptide natriurétique de type B, *nm* [BNP] - brain natriuretic peptide, *n* [BNP] → **peptide natriurétique cérébral**
Percocet, *nm* - Percocet, *n*; oxycodone/acetaminophen, *n* → **oxycodone/paracétamol**
percussion, *nf* - percussion, *n*
percuter, *v* - percuss, to, *v*
perdre, *v* - lose, to, *v*

perdre de poids, *v* - lose weight, to, *v*
père, *nm* - father, *n*
perforation, *nf* - perforation, *n*
perforation appendiculaire, *nf* - appendiceal perforation, *n*
perfusion, *nf* - perfusion, *n*
perfusion intraveineuse, *nf* - intravenous perfusion, *n*; IV perfusion, *n*
périanal, *adj* - perianal, *adj*
périapical(e), *adj* - periapical, *adj*
péricarde, *nm* - pericardium, *n*
péricardite, *nf* - pericardial disease, *n*; pericarditis, *n*
péricoronarite, *nf* - pericoronitis, *n*
péridurale, *nf* - epidural, *n*
périnatal(e), *adj* - perinatal, *adj*
périnée, *nm* - perineum, *n*
périodontal(e), *adj* - periodontal, *adj*
péristaltisme, *nm* - peristalsis, *n*
péritoine, *nm* - peritoneum, *n*
péritonéal, *adj* - peritoneal, *adj*
péritonite, *nf* - peritonitis, *n*
péroné, *nm* - fibula, *n* → **fibula**
persistance du canal artériel, *nf* - patent ductus arteriosus, *n* [PDA]
personnalité paranoïaque, *nf* - paranoid personality, *n*
personnel de santé, *nm* - healthcare personnel, *n*
perte d'appétit, *nf* - loss of appetite, *n*
perte de la vision, *nf* - vision loss, *n*
perte de poids, *nf* - weight loss, *n*
pertes blanches, *nf* - vaginal discharge, *n* → **pertes vaginales**
pertes vaginales, *nf* - vaginal discharge, *n* → **pertes blanches**
pétéchie, *nf* - petechiae, *n*

petit ami, nm - boyfriend, n
→ **copain**
petit-déjeuner, nm - breakfast, n
petit(e), adj - small, adj
petite amie, nf - girlfriend, n
→ **copine**
petite taille, nf - short stature, n
petites lèvres, nf - labia minora, n
phalange, nf - phalange, n
pharmacie, nf - pharmacy, n
pharmacien(ne), n - pharmacist, n
pharmacologie, nf - pharmacology, n
pharyngé(e), adj - pharyngeal, adj
pharyngite, nf - pharyngitis, n
pharynx, nm - pharynx, n
Phenergan, nm - Phenergan, n; promethazine, n → **prométhazine**
phénobarbital, nm - phenobarbital, n
phénytoïne, nf - phenytoin, n
phéochromocytome, nm - pheochromocytoma, n
phimosis, nm - phimosis, n
phlébite, nf - phlebitis, n
phlébotomie, nf - phlebotomy, n
phlébotomiste, nm - phlebotomist, n
phlyctène, nf - vesicle, n; blister, n
→ **vésicule; ampoule**
phosphate, nm - phosphate, n
photothérapie, nf - phototherapy, n
physiologique, adj - physiologic, adj
physiothérapeute, n - physical therapist, n
picotement, nm - tingling, n
pièce, nf - room, n
pièce à main basse vitesse, nf - low speed handpiece, n

pièce à main haute vitesse, nf - high speed handpiece, n
pied, nm - foot, n
pied bot varus équin, nm - congenital talipes equinovarus, n [CTEV]; club foot, n
pieds nus, adj - barefoot, adj
pierre, nf - stone, n
pierre ponce, nf - pumice, n
pilier, nm - abutment, n
pilocarpine, nf - pilocarpine, n
pilule, nf - pill, n
pilule contraceptive, nf - birth control pill, n
pince Brucelle Meriam contre-coudée, nf - cotton pliers, n
pince dentaire, nf - rongeur, n
→ **pince rongeur**
pince hémostatique, nf - hemostat, n
pince rongeur, nf - rongeur, n
→ **pince dentaire**
pipette, nf - pipette, n
piqûre, nf - pitting edema, n
piqûre de moustique, nf - mosquito bite, n
pire, adj - worse, adj
Pitocin, nf - Pitocin, n; oxytocin, n
→ **ocytocine**
pityriasis rosé de Gibert, nm - pityriasis rosea, n
pityriasis versicolor, nm - tinea versicolor, n → **teigne versicolor**
placenta, nm - placenta, n
placenta accreta, nm - placenta accreta, n
placenta increta, nm - placenta increta, n
placenta percreta, nm - placenta percreta, n
placenta praevia, nm - placenta previa, n

plancher de la bouche, *nm* - floor of mouth, *n*
plantaire, *adj* - plantar, *adj*
plaque, *nf* - plaque, *n*
plaque de mélange, *nf* - mixing plate, *n*
plaque dentaire, *nf* - dental plaque, *n*
plaquette, *nf* - platelet, *n*
plat principal, *nm* - main course, *n*
plâtre, *nm* - cast (orthopedic), *n*
pleurésie, *nf* - pleurisy, *n*; pleuritis, *n*
plugger, *nm* - plugger, *n*
plus tard, *adv* - later, *adv*
pneumatose intestinale, *nf* - pneumatosis intestinalis, *n*
pneumologie, *nf* - pulmonology, *n*
pneumologue, *n* - pulmonologist, *n*
pneumonie, *nf* - pneumonia, *n*
pneumonie atypique, *nf* - atypical pneumonia, *n*
pneumonie communautaire, *nf* - community-acquired pneumonia, *n* [CAP]
pneumonie nosocomiale, *nf* - hospital-acquired pneumonia, *n* [HAP]; nosocomial pneumonia, *n*
pneumothorax, *nm* - pneumothorax, *n*
poids, *nm* - weight, *n*
poids de naissance, *nm* - birth weight, *n*
poids des selles, *nm* - weight of stool, *n*
poignet, *nm* - wrist, *n*
pointes papier d'endodontie, *nf* - paper point, *n*
points de fidélité, *nm* - frequent traveller points/miles, *n*
poitrine, *nf* - chest, *n*

polyamnios, *nm* - polyhydramnios, *n*
→ **polyhydramnios; hydramnios**
polycythémie, *nf* - polycythemia, *n*
polydipsie, *nf* - polydipsia, *n*
polyhydramnios, *nm* - polyhydramnios, *n*
→ **polyamnios; hydramnios**
polype, *nf* - polyp, *n*
polyphagie, *nf* - polyphagia, *n*
polyurie, *nf* - polyuria, *n*
pomper, *v* - pump, to, *v*
pontage aorto-coronarien, *nm* [PAC] - coronary artery bypass graft, *n* [CABG] → **pontage coronarien**
pontage coronarien, *nm* - coronary artery bypass graft, *n* [CABG] → **pontage aorto-coronarien**
poplité, *adj* - popliteal, *adj*
porcelaine, *nf* - porcelain, *n*
porphyrie aiguë intermittente, *nf* - acute intermittent porphyria, *n*
porte-aiguille, *nm* - needle holder, *n*
porte-amalgames dentaires, *nm* - amalgam carrier, *n*
porte-empreinte dentaire, *nm* - impression tray, *n*
porte-fraises, *nm* - burr block, *n*
pose de pacemaker, *nf* - pacemaker implant, *n*
positif(ve), *adj* - positive, *adj*
postérieur(e), *adj* - posterior, *adj*
postopératoire, *adj* - postoperative, *adj*
postprandial, *adj* - postprandial, *adj*
poubelle, *nf* - trashcan, *n*
pouce, *nm* - thumb, *n*
poumons, *nm* - lungs, *n*
pourpre, *adj* - purple, *adj*

pousser, v - push, to, *v*
Poussez ! - Push!
poux pubiens, nm - pubic lice, *n* → **morpions**
pré-opération, nf - pre-operation, *n*
précédemment, adv - previously, *adv*
précédent, adj - previous, *adj*
prédiabétique, adj - prediabetic, *adj*
prédnisone, nf - prednisone, *n*
prééclampsie, nf - preeclampsia, *n*
Premarin, nm - Premarin, *n*; estrogen, *n* → **œstrogène**
prématuré(e), adj - premature, *adj*
première classe, nf - first class, *n*
prémolaire, nf - premolar, *n*
prendre du poids, v - gain weight, to, *v*
prendre une douche, v - shower, to take a, *v*
prescrire, v - prescribe, to, *v*
pression artérielle, nf - blood pressure, *n*
pression artérielle diastolique, nf - diastolic blood pressure, *n*
pression artérielle systolique, nf - systolic blood pressure, *n*
pression veineuse jugulaire, nf [PVJ] - jugular venous pulse, *n* [JVP]
prévalence, nf - prevalence, *n*
prévenir, v - prevent, to, *v*
prévention, nf - prevention, *n*
prévoir, v - provide for, to, *v*
prick test, nm - prick test, *n*
primaire, nm - prime, *n* → **adhésif dentaire**
primigeste, nm - primigravida, *n*
Primpéran, nm - Reglan, *n*; metoclopramide, *n* → **métoclopramide**
prise de poids, nf - weight gain, *n*

prise de sang, nf - blood draw, *n*
Proair, nm - Proair, *n*; albuterol, *n*; Proventil, *n*; Ventolin, *n* → **salbutamol; Proventil; Ventoline**
problème, nm - problem, *n*
problèmes médicaux, nm - medical problems, *n*
procédure, nf - procedure, *n*
procédure endoscopique, nf - endoscopic procedure, *n*
procédure percutanée, nf - percutaneous procedure, *n*
processus xiphoïde, nm - xiphoid process, *n*
proche, adj - close, *adj*
Prodilantin, nm - Cerebyx, *n*; fosphenytoin, *n* → **fosphénytoïne**
prodrome, nm - prodrome, *n*
produit laitier, nm - dairy, *n*
produits de conception, nm - products of conception, *n* [POC]
produits sanguins, nm - blood products, *n*
profondeur, nf - depth, *n*
profondeur de la sonde, nf - probe depth, *n*
progestérone, nf - progesterone, *n*
prognathisme inférieur, nm - underbite, *n* → **sous-occlusion**
prognathisme supérieur, nm - overbite, *n* → **surocclusion**
progressivement, adv - gradually, *adv*
prolapsus, nm - prolapse, *n*
prolapsus de la vessie, nm - bladder prolapse, *n*
prolapsus du cordon, nm - cord prolapse, *n*
prolapsus rectal, nm - rectal prolapse, *n*
prolapsus utérin, nm - uterine prolapse, *n*

prométhazine, *nf* - promethazine, *n*; Phenergan, *n* → **Phenergan**
pronostic, *nm* - prognosis, *n*
propanolol, *nm* - propranolol, *n*; Inderal, *n*
prophylaxie, *nf* - prophylaxis, *n*
propofol, *nm* - propofol, *n*; Diprivan, *n* → **Diprivan**
propre, *adj* - clean, *adj*
prospectus, *nm* - brochure, *n* → **brochure**
prostaglandine, *nf* - prostaglandin, *n*
prostate, *nf* - prostate, *n*
protéine, *nf* - protein, *n*
protéinurie, *nf* - proteinuria, *n*
prothèse, *nf* - prosthesis, *n*
prothèses dentaires, *nf* - dentures, *n* → **dentier**
Proventil, *nm* - Proventil, *n*; albuterol, *n*; Proair, *n*; Ventolin, *n* → **salbutamol; Proair; Ventoline**
provisoire, *adj* - temporary, *adj*
proximal(e), *adj* - proximal, *adj*
prurigineux/prurigineuse, *adj* - pruritic, *adj*
prurit, *nm* - itch, *n*; pruritus, *n* → **démangeaison**
psoas, *nm* - psoas, *n*
psoriasis, *nm* - psoriasis, *n*
psychiatre, *n* - psychiatrist, *n*
psychiatrie, *nf* - psychiatry, *n*
psychologue, *nm* - psychologist, *n*
psychotrope, *nm* - psychoactive drug, *n* → **substance psychoactive**
puberté, *nf* - puberty, *n*
puberté précoce, *nf* - precocious puberty, *n*
pubis, *nm* - pubic bone, *n* → **os pubien**
puer, *v* - stink, to, *v*

pulpe, *nf* - pulp, *n*
pulpite, *nf* - pulpitis, *n*
pulvérisateur nasal, *nm* - nasal spray, *n* → **vaporisateur nasal**
pupille, *nf* - pupil, *n*
purifier, *v* - purify, to, *v*
purpura rhumatoïde de Henoch Schönlein, *nm* - Henoch-Schönlein purpura, *n* [HSP]
purpura thrombocytopénique idiopathique, *nm* - immune thrombocytopenic purpura, *n* [ITP]
purpura thrombotique thrombocytopénique, *nm* - thrombotic thrombocytopenic purpura, *n* [TTP]
pus, *nm* - pus, *n*
pustule, *nf* - pustule, *n*
PVJ (pression veineuse jugulaire), *nf* - jugular venous pulse, *n* [JVP]
pyélonéphrite, *nf* - pyelonephritis, *n*
pylore, *nm* - pylorus, *n*
pyridoxine, *nf* - pyridoxine, *n*
pyrosis, *nm* - heartburn, *n* → **brûlures d'estomac**
pyurie, *nf* - pyuria, *n*
pyurie aseptique, *nf* - sterile pyuria, *n*

Q

quadriceps, *nm* - quadriceps, *n*
quarantaine, *nf* - quarantine, *n*
quartier des affaires, *nm* - business district, *n*

R

raccourcir, *v* - shorten, to, *v*
rachis, *nm* - spine, *n* → **colonne vertébrale**
rachitisme, *nm* - rickets, *n*
racine, *nf* - root, *n*
radiographie, *nf* - X-ray, *n*

radiographie thoracique, *nf* - chest X-ray, *n*
radiologie, *nf* - radiology, *n*; X-ray, *n*
radiologue, *n* - radiologist, *n*
radius, *nm* - radius, *n* → **os radial**
rage, *nf* - rabies, *n*
râle bulleux, *nm* - bubbling rale, *n* → **râles crépitants**
râle humide, *nm* - moist rale, *n*
râle ronflant, *nm* - sonorous rale, *n*
râle sibilant, *nm* - wheeze, *n*; wheezing, *n*
râles crépitants, *nm* - coarse crackles, *n*
rapport sexuel, *nm* - sexual intercourse, *n*
rarement, *adv* - infrequently, *adv*
rash cutané, *nm* - skin rash, *n*
rate, *nf* - spleen, *n*
ratio international normalisé, *nm* [INR] - international normalized ratio, *n* [INR]
RCI (retard de croissance intrautérin), *nm* - intrauterine growth restriction, *n* [IUGR]
réaction, *nf* - reaction, *n*
réanimation, *nf* - resuscitation, *n*
réanimation cardiopulmonaire, *nf* - cardiopulmonary resuscitation, *n* [CPR]
réanimation néonatale, *nf* - neonatal resuscitation, *n*
récent, *adj* - recent, *adj*
récession gingivale, *nf* - gingival recession, *n* → **récession parodontale**
récession parodontale, *nf* - gingival recession, *n* → **récession gingivale**
recherche de sang occulte dans les selles, *nf* - fecal occult blood test, *n* → **test hémoccult**

rectal, *adj* - rectal, *adj*
rectocèle, *nf* - rectocele, *n*
rectorragie, *nf* - rectal bleeding, *n*
rectosigmoïde, *nf* - rectosigmoid, *n*
rectosigmoidoscopie, *nf* - rectosigmoidoscopy, *n*
rectum, *nm* - rectum, *n*
récupéré complètement, *adj* - fully recovered, *adj*
récurrent, *adj* - recurrent, *adj*
réduire, *v* - reduce, to, *v*
référer, *v* - refer, to, *v*
réflexe nauséeux, *nm* - gag reflex, *n*
reflux valvulaire, *nm* - valvular regurgitation, *n*
reflux vésico-urétéral, *nm* - vesicoureteric reflux, *n*
réfractaire au traitement, *nm* - refractory to treatment, *n*
régime alimentaire, *nm* - diet (what one eats), *n*
règles, *nf* - menstrual period, *n*; menstruation, *n*
régurgitation, *nf* - regurgitation, *n*
réhydratation, *nf* - rehydration, *n*
réhydratation orale, *nf* - oral rehydration, *n*
réhydrater, *v* - rehydrate, to, *v*
rein, *nm* - kidney, *n*
relation, *nf* - relationship, *n*
religion, *nf* - religion, *n*
rémission, être en, *v* - remission, to be in, *v*
remplacement valvulaire, *nm* - heart valve replacement, *n*
remplacement valvulaire aortique par cathéter, *nm* - transcatheter aortic valve replacement, *n* [TAVR]
remplacer, *v* - replace, to, *v*
rénal, *adj* - renal, *adj*

rendez-vous, *nm* - appointment, *n*
réparation de foramen ovale perméable, *nf* - patent foramen ovale repair, *n*
réparation de valvule cardiaque, *nf* - heart valve repair, *n*
repas, *nm* - meal, *n*
répéter, *v* - repeat, to, *v*
répéter les bilans, *v* - repeat labs, to, *v*
repos, *nm* - rest, *n*
reposer, *v* - rest, to, *v*
résection, *nf* - resection, *n*
réséquer, *v* - resect, to, *v*
réservation, *nf* - reservation, *n*
réservé(e), *adj* - booked, *adj*; reserved, *adj*
réserver, *v* - book, to, *v*; reserve, to, *v*
résistante aux antibiotiques, *adj* - antibiotic resistant, *adj*
résorption osseuse, *nf* - bone resorption, *n*
respiration buccale, *nf* - mouth breathing, *n* → **respiration orale**
respiration orale, *nf* - mouth breathing, *n* → **respiration buccale**
respiration profonde, *nf* - deep breath, *n*; deep breathing, *n*
respiration rapide, *nf* - fast breathing, *n*; tachypnea, *n* → **tachypnée**
respirer, *v* - breathe, to, *v*
Respirez ! - Breathe!
restaurant, *nm* - restaurant, *n*
restauration, *nf* - restoration, *n*
restauration dentaire, *nf* - filling, *n* → **obturation**
restauration esthétique en composite, *nf* - core build up, *n*
rester, *v* - stay, to, *v*

résultat, *nm* - result, *n*
résultats de laboratoire, *nm* - laboratory results, *n*
retard de croissance, *nm* - failure to thrive, *n*
retard de croissance intrautérin, *nm* [RCI] - intrauterine growth restriction, *n* [IUGR]
retard mental, *nm* - mental retardation, *n*
retardé(e), *adj* - delayed, *adj*
rétention de produits de conception, *nf* - retained products of conception, *n*
rétention des liquides, *nf* - fluid retention, *n*
retour veineux pulmonaire anormal total, *nm* - total anomalous pulmonary venous return, *n* [TAPVR]
rétracter, *v* - retract, to, *v*
rétracteur, *nm* - retractor, *n*
retrait de plâtre, *nm* - cast removal, *n*
rétroflexion, *nf* - retroflexion, *n*
rétrograde, *adj* - retrograde, *adj*
rétropéritonéal, *adj* - retroperitoneal, *adj*
rétroversion utérine, *nf* - retroverted uterus, *n*
réutilisable, *adj* - reusable, *adj*
réveil, *nm* - emergence, *n*
revenir, *v* - come back, to, *v*; return, to, *v*
réversible, *adj* - reversible, *adj*
revêtement, *nm* - liner, *n*
rhabdomyolyse, *nf* - rhabdomyolysis, *n*
rhinite, *nf* - rhinitis, *n*
rhinorrhée, *nf* - rhinorrhea, *n*

RhoGAM, nf - RhoGAM, n; Rho(D) immune globulin, n →**immunoglobuline anti-D**

rhumatisme articulaire aigu, nm - rheumatic fever, n

rhume de hanche, nm - transient toxic synovitis, n →**synovite aiguë transitoire**

rhume des foins, nm - allergic coryza, n

rien par voie orale, pron - nil per os, pron [NPO]

rifampine, nf - rifampin, n

rigide, adj - rigid, adj

rigidité abdominale, nf - abdominal rigidity, n

rigidité nucale, nf - neck stiffness, n

rincer, v - rinse, to, v

riz, nm - rice, n

Rocéphine, nf - Rocephin, n; ceftriaxone, n →**céftriaxone**

rocuronium, nm - rocuronium, n

ronchi, nm - ronchi, n →**râle ronflant**

ronflement, nm - snoring, n

rotavirus, nm - rotavirus, n

roter, v - belch, to, v

rotule, nf - patella, n

rouge, nm - red, n

rougeole, nf - measles, n

rougeur, nf - redness, n

route, nf - road, n

RSV (virus respiratoire syncytial), nm - respiratory syncytial virus, n [RSV]

rubéole, nf - rubella, n

rupture, nf - rupture, n

rupture des membranes, nf - rupture of membranes, n

rupture utérine, nf - uterine rupture, n

rythme auriculaire, nm - atrial rhythm, n

rythme auriculaire multifocal, nm - wandering atrial pacemaker, n →**wandering pacemaker auriculaire**

rythme cardiaque lent, nm - slow heart rate, n; bradycardia, n →**bradycardie**

rythme choquable, nm - shockable rhythm, n

rythme de la jonction auriculo-ventriculaire, nm - atrioventricular junctional rhythm, n

rythme idioventriculaire accéléré, nm - accelerated idioventricular rhythm, n

S

s'il te plaît, adv - please, adv →**s'il vous plaît**

s'il vous plaît, adv - please, adv →**s'il te plaît**

sac à dos, nm - backpack, n

sagittal(e), adj - sagittal, adj

saignant(e), adj - rare (of steak), adj

saignement des gencives, nm - bleeding gums, n

saignement rectal, nm - rectal bleeding, n

saignement vaginal, nm - vaginal bleeding, n

saignement vaginaux après la ménopause, nm - postmenopausal vaginal bleeding, n

saignements après un rapport sexuel, nm - bleeding after intercourse, n; post-coital bleeding, n

saignements entre les règles, nm - bleeding in between periods, n; metrorrhagia, n →**métrorragie**

saignements utérins anormaux, nm - abnormal uterine bleeding, n; dysfunctional uterine bleeding, n
saigner, v - bleed, to, v
salbutamol, nm - albuterol, n; Proventil, n; Proair, n; Ventolin, n →**Proventil; Proair; Ventoline**
salbutamol/ipratropium bromide, nm - albuterol/ipratropium bromide, n; Atrovent, n →**Atrovent**
sale, adj - dirty, adj
salive, nf - saliva, n
salle d'accouchement, nf - delivery room, n
salle d'attente, nf - waiting room, n
salle d'embarquement, nf - boarding area, n
salle d'opération, nf - operating room, n
salmonelle, nf - salmonella, n
salpingite, nf - salpingitis, n
Sandostatine, nf - Sandostatin, n; octreotide, n →**octréotide**
sang, nm - blood, n
sang rouge vif, nm - bright red blood, n
sang veineux, nm - venous blood, n
sans produit de contraste, adj - non-contrast, adj
santé, nf - health, n
santé mentale, nf - mental health, n
santé publique, nf - public health, n
saphène, nf - saphenous, n
sarcoïdose, nf - sarcoidosis, n
sarcome, nm - sarcoma, n
sarcome d'Ewing, nm - Ewing sarcoma, n

sarcome de Kaposi, nm - Kaposi's sarcoma, n
SARM (Staphylococcus aureus résistant à la méthicilline), nm - Methicillin-resistant Staphylococcus aureus, n [MRSA]
saturation d'oxygène, nf - oxygen saturation, n
scalpel, nm - scalpel, n
scan au technétium, nm - technetium scan, n
scanner, nm - computed tomography scan, n [CT scan] →**tomodensitométrie**
scanner thoracique, nm - thoracic CT scan, n
scapula, nm - scapula, n →**os scapulaire; omoplate**
scarlatine, nf - scarlet fever, n
scellant, nm - sealant, n →**scellement de sillons**
scellant dentaire, nm - sealer, n
scellement de sillons, nm - sealant, n →**scellant**
schizophrénie, nf - schizophrenia, n
scintigraphie myocardique d'effort, nf - nuclear stress test, n
scoliose, nf - scoliosis, n
scorbut, nm - scurvy, n
score d'Apgar, nm - Apgar score, n
se gratter, v - itch, to, v
sec, adj - dry, adj
sécheresse de la bouche, nf - dry mouth, n; xerostomia, n →**bouche sèche; xérostomie**
sédaté, adj - sedated, adj
sédater, v - sedate, to, v
sédatif, nm - sedative, n
sédation consciente, nf - conscious sedation, n
sédentaire, adj - sedentary, adj
sédiment, nm - sediment, n

sein, *nm* - breast, *n*
sel, *nm* - salt, *n*
selles, *nf* - feces, *n* → **matières fécales; fèces**
selles couleur argile, *nf* - clay-colored stool, *n* → **selles décolorées**
selles décolorées, *nf* - clay-colored stool, *n* → **selles couleur argile**
selles gelée de groseille, *nf* - currant jelly stool, *n*
selles sanguinolentes, *nf* - bloody stool, *n*
semaine, *nf* - week, *n*
sensibilité, *nf* - tenderness, *n*
sensibilité au froid, *nf* - sensitivity to cold, *n*
sensible, *adj* - sensitive, *adj*
sensoriel(le), *adj* - sensory, *adj*
sentir une odeur, *v* - smell, to, *v*
sepsis, *nm* - sepsis, *n*
sépticémie, *nf* - septicemia, *n*
septicémie après avortement, *nf* - postabortion sepsis, *n*
septique, *adj* - septic, *adj*
seringue, *nf* - syringe, *n*
seringue à air/eau, *nf* - air/water syringe, *n*
sérologie, *nf* - serology, *n*
serrer, *v* - clench, to, *v*
sertraline, *nf* - sertraline, *n*; Zoloft, *n* → **Zoloft**
sérum, *nm* - serum, *n*
serveur, *nm* - waiter, *n*
serveuse, *nf* - waitress, *n*
service d'étage, *nm* - room service, *n* → **service en chambre**
service en chambre, *nm* - room service, *n* → **service d'étage**
servir, *v* - serve, to, *v*
sevrage, *nm* - withdrawal, *n*

sevrage des opioïdes, *nm* - opioid withdrawal, *n*
sexe, *nm* - gender, *n*
shampooing, *nm* - shampoo, *n*
shigella, *nf* - shigella, *n*
shigellose, *nf* - shigellosis, *n*
short, *nm* - shorts, *n*
SHU (syndrome hémolytique et urémique), *nm* - hemolytic uremic syndrome, *n* [HUS]
sibilance, *nf* - wheezing, *n*
SIDA (syndrome d'immunodéficience acquise), *nm* - acquired immune deficiency syndrome, *n* [AIDS]
siège, *nm* - seat, *n*
sigmoïde, *nm* - sigmoid, *n*
signature, *nf* - signature, *n*
signe de la double bulle, *nm* - double bubble sign, *n*
signe du flot, *nm* - fluid wave, *n*
signes d'alerte, *nm* - warning signs, *n*
signes préoccupants, *nm* - concerning signs, *n*
sillon, *nm* - burrow, *n*
sinus maxillaire, *nm* - maxillary sinus, *n*
sinusite, *nf* - sinusitis, *n*
sirop pour la toux, *nm* - cough syrup, *n*
SMSN (syndrome de mort subite du nourrisson), *nm* - sudden infant death syndrome, *n* [SIDS]
sœur, *nf* - sister, *n*
soif, *nf* - thirst, *n*
soin des plaie(s), *nm* - wound care, *n*
soins d'urgence, *nm* - urgent care, *n*
soins de longue durée, *nm* - long-term care, *n*

soins intensifs, nm - intensive care, n
soins palliatifs, nm - palliative care, n
soins primaires, nm - primary care, n
Solu-Cortef, nm - Solu-Cortef, n; hydrocortisone, n → **hydrocortisone**
Solumédrol, nf - Solumedrol, n; methylprednisolone, n; Medrol, n → **méthylprédnisolone; Médrol**
solution, nf - solution, n
solution d'irrigation endodontique, nf - irrigant, n
solution désensibilisante, nf - desensitizer, n
sombre, adj - dark, adj
sommeil, nm - sleep, n
somnolent, adj - somnolent, adj
sonde nasogastrique, nf - nasogastric tube, n
sonde parodontale, nf - periodontal probe, n
SOPK (syndrome des ovaires polykystiques), nm - polycystic ovary syndrome, n [PCOS]
sortie, nf - discharge (leaving the hospital), n
souffle, nm - murmur, n
souffle cardiaque, nm - heart murmur, n
souffle carotidien, nm - souffle carotidien pendant le segment ascendant rapide vif, n
soupe, nf - soup, n
source de chaleur, nf - heat source, n
source de la maladie, nf - source of the illness, n
sous, adv/prep - underneath, adv/prep → **en dessous de**
sous mandibulaire, adj - submandibular, adj

sous-développé(e), adj - underdeveloped, adj
sous-occlusion, nf - underbite, n → **prognathisme inférieur**
souvenir, nm - souvenir, n
spasme du sanglot, nm - breath-holding spell, n
spatule, nf - spatula, n
spatule de mélange, nf - mixing spatula, n
spatule de restauration, nf - glick, n
spatule dentaire, nf - beaver tail, n
spectre, nm - spectrum, n
spéculum, nm - speculum, n
sperme, nm - semen, n
sphénoïde, nm - sphenoid, n
sphérocytose héréditaire, nf - hereditary spherocytosis, n
sphincter, nm - sphincter, n
spina bifida, nm - spina bifida, n
spina bifida fermée, nm - spina bifida occulta, n → **occulta**
Spiriva, nm - Spiriva, n; tiotropium bromide, n → **tiotropium bromure**
spirométrie, nf - spirometry test, n
sport, nm - sport, n
spreader, nm - spreader, n → **fouloir endodontique**
Staphylococcus aureus, nm - Staphylococcus aureus, n → **staphylocoque doré**
Staphylococcus aureus résistant à la méthicilline, nm [SARM] - Methicillin-resistant Staphylococcus aureus, n [MRSA]
staphylocoque, nm - staphylococcus, n
staphylocoque doré, nm - Staphylococcus aureus, n → **Staphylococcus aureus**
statine, nf - statin, n

statistique, nf - statistic, n
stéatorrhée, nf - steatorrhea, n
sténose, nf - stenosis, n
sténose aortique, nf - aortic stenosis, n
sténose de la valve mitrale, nf - mitral valve stenosis, n
sténose du pylore, nf - pyloric stenosis, n
sténose valvulaire, nf - valvular stenosis, n
sténose valvulaire pulmonaire critique, nf - critical pulmonary stenosis, n
stent, nm - stent, n
stérile, adj - sterile, adj
stérilet, nm - intrauterine device, n [IUD] →**dispositif intra-utérin**
stériliser, v - sterilise, to, v
sterno-cléido-mastoïdien, nm - sternocleidomastoid, n
sternum, nm - sternum, n
stéroïde anabolisant, nm - anabolic steroid, n
stéthoscope, nm - stethoscope, n
stimulant, adj - stimulant, adj
stimulateur cardiaque, nm - pacemaker, n →**pacemaker**
stimulation du mamelon, nf - nipple stimulation, n
stomalgie, nf - sore mouth, n
stomatite, nf - stomatitis, n
Streptocoque pneumoniae, nm - Streptococcus pneumoniae, n
streptomycine, nf - streptomycin, n
stridor, nm - stridor, n
stridor congénital, nm - laryngomalacia, n →**laryngomalacie**
Strongyloides stercoralis, nf - Strongyloides stercoralis, n →**anguillule**

subaiguë, adj - subacute, adj
Sublimaze, nf - Sublimaze, n; fentanyl, n →**fentanyl**
sublingual, adj - sublingual, adj
subluxation, nf - subluxation, n
subluxation de la tête radiale, nf - nursemaid's elbow, n; subluxation of the radial head, n →**coude de la nourrice**
substance psychoactive, nf - psychoactive drug, n →**psychotrope**
substitution hormonale, nf - hormonal replacement therapy, n
sucer, v - suck, to, v
sucralfate, nm - sucralfate, n
sucre, nm - sugar, n
suffisant(e), adj - sufficient, adj
suicidaire, être, v - suicidal, to be, v
suivi, nm - follow up, n
sulfate de protamine, nm - protamine sulfate, n
sulfates de magnésium, nm - magnesium sulfate, n
sumatriptan, nm - sumatriptan, n; Imitrex, n →**Imigrane**
supérieur(e), adj - superior, adj; upper, adj
supplément vitaminique, nm - vitamin supplement, n
suppositoire, nm - suppository, n
supraclaviculaire, adj - supraclavicular, adj
supraventriculaire, adj - supraventricular, adj
sûr, adj - safe, adj →**en sécurité**
surdose, nf - overdose, n →**overdose**
surocclusion, nf - overbite, n →**prognathisme supérieur**
surpoids, adj - overweight, adj
surveillance, nf - monitoring, n

survivant, *nm* - survivor, *n*
survivre, *v* - survive, to, *v*
suture, *nf* - suture, *n*
suxaméthonium, *nm* - succinylcholine, *n*
symétrique, *adj* - symmetric, *adj*
sympathique, *adj* - sympathetic, *adj*
sympathomimétique, *adj* - sympathomimetic, *adj*
symptôme, *nm* - symptom, *n*
symptôme principal, *nm* - chief complaint, *n*
symptômes péritonéaux, *nm* - peritoneal signs, *n*
syndrome, *nm* - syndrome, *n*
syndrome alcoolique fétal, *nm* - fetal alcohol syndrome, *n*
syndrome d'apnée du sommeil, *nm* - sleep apnea syndrome, *n*
syndrome d'immunodéficience acquise, *nm* **[SIDA]** - acquired immune deficiency syndrome, *n* [AIDS]
syndrome de détresse respiratoire, *nm* - acute respiratory distress syndrome, *n* [ARDS]
Syndrome de Down, *nm* - Down syndrome, *n*; trisomy 21, *n* → **trisomie 21**
syndrome de Klinefelter, *nm* - Klinefelter syndrome, *n*
syndrome de l'apnée obstructive du sommeil, *nm* - obstructive sleep apnea syndrome, *n* [OSA]
syndrome de mort subite du nourrisson, *nm* **[SMSN]** - sudden infant death syndrome, *n* [SIDS]
syndrome de Münchausen par procuration, *nm* - Munchausen by proxy, *n*
syndrome de Reye, *nm* - Reye syndrome, *n*
syndrome de sevrage néonatal, *nm* - neonatal abstinence syndrome, *n*
syndrome de Stevens-Johnson, *nm* - Stevens-Johnson syndrome, *n* [SJS]
syndrome de Turner, *nm* - Turner syndrome, *n*
syndrome des joues giflées, *nm* - fifth disease, *n*; erythema infectiosum, *n* → **cinquième maladie; érythème infectieux aigu; mégalérythème épidémique,**
syndrome des ovaires polykystiques, *nm* **[SOPK]** - polycystic ovary syndrome, *n* [PCOS]
syndrome du côlon irritable, *nm* - irritable bowel syndrome, *n* [IBS]
syndrome du tourniquet, *nm* - hair tourniquet, *n* → **cheveu étrangleur**
syndrome hémolytique et urémique, *nm* **[SHU]** - hemolytic uremic syndrome, *n* [HUS]
syndrome thoracique aigu, *nm* - acute chest syndrome, *n*
synovial, *adj* - synovial, *adj*
synovite aiguë transitoire, *nf* - transient toxic synovitis, *n* → **rhume de hanche**
syphilis, *nf* - syphilis, *n*

T

tabac, *nm* - tobacco, *n*
tablier en plomb, *nm* - lead apron, *n*
tachycardie, *nf* - fast heart rate, *n*; tachycardia, *n*
tachycardie auriculaire multifocale, *nf* - multifocal atrial tachycardia, *n* [MAT]
tachycardie jonctionnelle, *nf* - junctional tachycardia, *n*

tachycardie supraventriculaire, nf - supraventricular tachycardia, n [SVT]

tachycardie ventriculaire, nf - ventricular tachycardia, n

tachypnée, nf - tachypnea, n; fast breathing, n → **respiration rapide**

tachypnée transitoire du nouveau-né, nf - transient tachypnea of the newborn, n [TTN]

taille, nf - size, n; waist, n

talon, nm - heel, n

tante, nf - aunt, n

tarif des billets d'entrée, nm - admission fee, n → **droit d'entrée**

tarse, nm - tarsal bone, n

taxi, nm - taxi, n

TDAH (trouble d'hyperactivité avec déficit d'attention), nm - attention deficit hyperactivity disorder, n [ADHD]

TDM (tomodensitométrie), nf - computed tomography scan, n [CT scan] → **scanner**

technicien(ne), n - technician, n

technicien(ne) de laboratoire, n - laboratory technician, n

technicien(ne) en radiologie, n - radiology technician, n

technicien(ne) médical(e), n - medical technician, n

technique, nf - technique, n

technologie, nf - technology, n

teigne, nf - ringworm, n

teigne du corps, nf - tinea corporis, n

teigne versicolor, nf - tinea versicolor, n → **pityriasis versicolor**

Témésta, nf - Ativan, n; lorazepam, n → **lorazépam**

température rectale, nf - rectal temperature, n

temps, nm - time, n

temps de céphaline activée, nm - partial thromboplastin time, n [PTT]

temps de prothrombine, nm - prothrombin time, n [PT]

tendance, nf - trend, n

tendon d'Achille, nm - Achilles tendon, n

ténesme, nm - pain with defecation, n

ténia, nm - tapeworm, n

tenon, nm - post, n

tentative de suicide, nf - suicide attempt, n

tératogène, adj - teratogen, adj

tératome, nm - teratoma, n

terbutaline, nf - terbutaline, n; Bricanyl, n → **Bricanyl**

Tessalon, nm - Tessalon perles, n; benzonatate, n → **benzonatate**

test de Coombs, nm - Coomb's test, n

test de grossesse, nm - pregnancy test, n; urine pregnancy test, n

test hémoccult, nm - fecal occult blood test, n → **recherche de sang occulte dans les selles**

test pour détecter une infection, nm - test for infection, n

test pour les maladies sexuellement transmissibles, nm - sexually transmitted disease testing, n

test sanguin, nm - blood test, n

testicule, nm - testicle, n

testicules, nm - testicles, n

tests de laboratoire, nm - labs, n

tests fonctionnels hépatiques, nm - liver function test, n [LFT]

tête, nf - head, n

tétracycline, nf - tetracycline, n

tétralogie de Fallot, *nf* - tetralogy of Fallot, *n*
thalassémie, *nf* - thalassemia, *n*
thé, *nm* - tea, *n*
théophylline, *nf* - theophylline, *n*
thérapeute respiratoire, *n* - respiratory therapist, *n* → **inhalothérapeute**
thérapeutique, *adj* - therapeutic, *adj*
thérapie, *nf* - therapy, *n*
thiamine, *nf* - thiamine, *n*; vitamin B1, *n* → **vitamine B1**
thoracique, *adj* - thoracic, *adj*
thorax en tonneau, *nm* - barrel chest, *n*
thromboembolie, *nf* - thromboembolism, *n*
thrombolytique, *adj* - thrombolytic, *n/adj*
thrombophlébite, *nf* - thrombophlebitis, *n*
thrombose, *nf* - thrombosis, *n*
thrombus, *nm* - thrombus, *n*
thymoanaleptique, *nm* - antidepressant, *n/adj* → **antidépresseur**
thymoleptique, *nm* - anxiolytic, *n/adj* → **anxiolytique**
thymus, *nm* - thymus, *n*
thyroide, *nf* - thyroid, *n*
thyroïdite, *nf* - thyroiditis, *n*
tibia, *nm* - tibia, *n*
ticagrélor, *nm* - ticagrelor, *n*; Brilinta, *n* → **Brilique**
Tildiem, *nm* - Cardizem, *n*; diltiazem, *n* → **diltiazem**
timolol, *nm* - timolol, *n*
tiotropium bromure, *nm* - tiotropium bromide, *n*; Spiriva, *n* → **Spiriva**
tique, *nf* - tick (insect), *n*
tirage, *nm* - recession, *n*; retraction, *n*
tirer la langue, *v* - stick out one's tongue, to, *v*
tissu, *nm* - tissue, *n*
tissu adipeux, *nm* - adipose, *n*
tolérance, *nf* - tolerance, *n*
tomber, *v* - fall, to, *v*
tomodensitométrie, *nf* [TDM] - computed tomography scan, *n* [CT scan] → **scanner**
tonus musculaire faible, *nm* - weak muscular tone, *n*; hypotonia, *n* → **hypotonie**
tooth slooth, *nm* - tooth slooth, *n*; fracture detector, *n* → **instrument de détection de fracture**
torsion, *nf* - torsion, *n*
torsion de l'ovaire, *nf* - ovarian torsion, *n*
torsion testiculaire, *nf* - testicular torsion, *n*
torticolis, *nm* - torticollis, *n*
torus, *nm* - tori, *n*; exostosis, *n* → **exostose osseuse dentaire**
toucher rectal, *nm* - digital rectal exam, *n*
toux, *nf* - cough, *n*
toux aboyante, *nf* - barking cough, *n* → **toux rauque**
toux non productive, *nf* - nonproductive cough, *n*
toux productive, *nf* - productive cough, *n*
toux rauque, *nf* - barking cough, *n* → **toux aboyante**
toxicité, *nf* - toxicity, *n*
toxicomane, *nm* - drug addict, *n* → **drogué(e)**
toxicomanie, *nf* - drug addiction, *n*; dependence, *n* → **addiction; conduites addictives**
toxique, *adj* - toxic, *adj*
toxoplasmose, *nf* - toxoplasmosis, *n*

trachée, *nf* - trachea, *n*
trachéite bactérienne, *nf* - bacterial tracheitis, *n*
trachéomalacie, *nf* - tracheomalacia, *n*
traducteur/traductrice, *n* - translator, *n*
train, *nm* - train, *n*
traitement, *nm* - treatment, *n*
traitement préventif, *nm* - preventive treatment, *n*
traiter, *v* - treat, to, *v*
tramadol, *nm* - tramadol, *n*; Ultram, *n*
trame pulmonaire, *nf* - linear markings of lungs, *n*
Trandate, *nm* - Trandate, *n*; labetalol, *n* → **labétolol**
transcripteur médical/ transcriptrice médicale, *n* - medical transcriptionist, *n*
transfert du patient, *nm* - patient transfer, *n*
transfuser, *v* - transfuse, to, *v*
transfusion, *nf* - transfusion, *n*
transitoire, *adj* - transient, *adj*
transplant, *nm* - transplant, *n* → **greffon**
transplantation cardiaque, *nf* - heart transplant, *n*
transport, *nm* - transportation, *n*
transposition des gros vaisseaux, *nf* - transposition of the great arteries, *n*
transvaginal(e), *adj* - transvaginal, *adj*
traumatisme non accidentel, *nm* - nonaccidental trauma, *n*
traumatisme occlusal, *nm* - occlusal trauma, *n*
travail, *nm* - labor, *n*
travailler, *v* - work, to, *v*
trépanation, *nf* - trephination, *n*

Treponema pallidum, *nm* - Treponema pallidum, *n*
triacylglyceride, *nf* - triacylglyceride, *n*
triamcinolone, *nf* - triamcinolone, *n*; Oracort, *n*
triceps, *nm* - triceps, *n*
trichomonase, *nf* - trichomoniasis, *n*
trimestre, *nm* - trimester, *n*
triméthoprime/ sulfaméthoxazole, *nm* - trimethoprim/sulfamethoxazole, *n*; Bactrim, *n* → **Bactrim**
trismus, *nm* - trismus, *n*
trisomie 21, *nf* - trisomy 21, *n*; Down syndrome, *n* → **Syndrome de Down**
trituration, *nf* - triteration, *n*
trocart, *nm* - trochar, *n*
trois, *nm/adj* - three, *n/adj*
trométhamine de carboprost, *nm* - carboprost tromethamine, *n*; Hemabate, *n* → **Hemabate**
trompe de Fallope, *nf* - fallopian tube, *n*
tronc, *nm* - trunk, *n*
tronc artériel commun, *nm* - truncus arteriosus, *n*
troponine, *nf* - troponin, *n*
trou, *nm* - hole, *n*
trouble d'hyperactivité avec déficit d'attention, *nm* [TDAH] - attention deficit hyperactivity disorder, *n* [ADHD]
trouble de l'humeur, *nm* - mood disorder, *n*
trouble délirant, *nm* - delusional disorder, *n*
trouble schizo-affectif, *nm* - schizoaffective disorder, *n*
trouble schizophréniforme, *nm* - schizophreniform disorder, *n*

trouble sexuel, *nm* - sexual disorder, *n*
troubles anxieux, *nm* - anxiety disorder, *n*
TSH (hormone thyréo-stimulante), *nf* - thyroid stimulating hormone, *n* [TSH]
tube, *nm* - tube, *n*
tube d'oxygène, *nm* - oxygen tubing, *n*
tubercule, *nm* - cusp, *n*; tubercle, *n*
tuberculome, *nm* - tuberculoma, *n*
tuberculose, *nf* - tuberculosis, *n* [TB]
tubérosité, *nf* - tuberosity, *n*
tuméfaction de la jambe, *nf* - leg swelling, *n*
tumeur, *nf* - tumor, *n*
tumeur de l'ovaire, *nf* - ovarian tumor, *n*
tumeur de Wilms, *nf* - Wilms' tumor, *n*
tumeur maligne du poumon, *nf* - lung malignancy, *n* → **cancer du poumon**
turgescence jugulaire, *nf* - jugular venous distention, *n* [JVD]
Tylenol, *nm* - Tylenol, *n*; acetaminophen, *n* → **acétaminophène; paracétamol; Doliprane**

U

ulcération, *nf* - ulcer, *n* → **ulcère**
ulcération buccale, *nf* - aphthous ulcer, *n*; canker sore, *n* → **aphte; ulcére de la bouche**
ulcère, *nm* - ulcer, *n* → **ulcération**
ulcère de la bouche, *nm* - aphthous ulcer, *n*; canker sore, *n* → **aphte; ulcération buccale**
ulcère mammaire, *nm* - breast ulcer, *n*
ulcère peptique, *nm* - peptic ulcer, *n*

ulna, *nm* - ulna, *n* → **cubitus**
ultrason, *nm* - ultrasound, *n* → **échographie**
ultrasonique, *adj* - ultrasonic, *adj*
Unacim, *nm* - Unasyn, *n*; ampicillin/sulbactam, *n* → **ampicilline/sulbactam**
uniforme, *nf* - uniform, *n*
unilatéral(e), *adj* - unilateral, *adj*
unité de photopolymérisation, *nf* - curing light, *n*
université, *nf* - university, *n*
urée, *nf* - urea, *n*
urée sanguine, *nf* - blood urea nitrogen, *n* [BUN]
urémie, *nf* - uremia, *n*
uretère, *nm* - ureter, *n*
urètre, *nm* - urethra, *n*
urgentiste, *n* - emergency medicine doctor, *n* → **docteur(e) en médecine d'urgence**
urologie, *nf* - urology, *nm*
urticaire, *nf* - hives, *n*
urticarien(ne), *adj* - urticarial, *n*
usure, *nf* - attrition, *n*
utérus, *nm* - uterus, *n*; womb, *n*
utérus rétrofléchi, *nm* - retroflexed uterus, *n*
utilisation des muscles respiratoires accessoires, *nf* - use of accessory respiratory muscles, *n*
utiliser la soie dentaire, *v* - floss, to, *v*

V

vacance, *nf* - vacancy, *n* → **disponibilité**
vacances, *nf* - vacation, *n*
vaccin, *nm* - vaccine, *n*
vaccin antitétanique, *nm* - tetanus vaccine, *n*

vaccination, *nf* - immunization, *n*; vaccination, *n*
vacciné, *adj* - vaccinated, *adj*
vagin, *nm* - vagina, *n*
vaginite, *nf* - vaginitis, *n*
vaginose, *nf* - vaginosis, *n*
vaginose bactérienne, *nf* - bacterial vaginosis, *n* [BV]
vaisseau sanguin, *nm* - blood vessel, *n*
vaisseaux praevia, *nm* - vasa previa, *n* → **vasa praevia**
valise, *nf* - suitcase, *n*
Valium, *nm* - Valium, *n*; diazepam, *n* → **diazépam**
valve, *nf* - valve, *n*
valve mitrale, *nf* - mitral valve, *n*
valve tricuspide, *nf* - tricuspid valve, *n*
valves de l'urètre postérieur, *nf* [VUP] - posterior urethral valves, *n* [PUV]
valvulopathie, *nf* - valvular heart disease, *n*
valvuloplastie, *nf* - valvuloplasty, *n*
vaporisateur nasal, *nm* - nasal spray, *n* → **pulvérisateur nasal**
varicelle, *nf* - chicken pox, *n*; varicella, *n*
varices, *nf* - varicose veins, *n*
variole, *nf* - smallpox, *n*
vasa praevia, *nm* - vasa previa, *n* → **vaisseaux praevia**
vasculaire, *adj* - vascular, *adj*
vascularite, *nf* - vasculitis, *n*
vasoconstricteur, *nm* - vasoconstrictor, *n*
vasoconstriction, *nf* - vasoconstriction, *n*
vasodilatateur, *nm* - vasodilator, *n*
vasodilatation, *nf* - vasodilation, *n*
veine, *nf* - vein, *n*

veine fémorale, *nf* - femoral vein, *n*
veine jugulaire externe, *nf* - external jugular vein, *n*
vélo, *nm* - bicycle, *n*; bike, *n* → **bicyclette**
VEMS (volume expiratoire maximal par seconde), *nm* - forced expiratory volume in one second, *n* [FEV1]
ventilation, *nf* - ventilation, *n*
ventilation artificielle, *nf* - artificial ventilation, *n*
ventilation au masque, *nf* - mask ventilation, *n*
Ventoline, *nm* - Ventolin, *n*; Proair, *n*; albuterol, *n*; Proventil, *n* → **salbutamol; Proair; Proventil**
ventricule, *nm* - ventricle, *n*
ver, *nm* - worm, *n*
verre ionomère, *nm* - glass ionomer, *n*
verrues, *nf* - warts, *n*
verrues génitales, *nf* - genital warts, *n*
Versed, *nm* - Versed, *n*; midazolam, *n* → **midazolam**
vertèbre, *nf* - vertebra, *n*
vertébres, *nm* - vertebrae, *n*
vertèbres cervicales, *nf* - cervical vertebrae, *n*
vertige, *nm* - dizziness, *n*
vésicule, *nf* - blister, *n*; vesicle, *n* → **phlyctène; ampoule**
vésicule biliaire, *nf* - gallbladder, *n*
vessie, *nf* - bladder, *n*
vêtements, *nm* - clothing, *n*
veuve, *nf* - widow, *n*
viande, *nf* - meat, *n*
Vibrio cholerae, *nm* - Vibrio cholerae, *n* → **vibrion cholérique; bacille virgule**
Vibrio parahaemolyticus, *nm* - Vibrio parahaemolyticus, *n*

vibrion cholérique, nm - Vibrio cholerae, n → **Vibrio cholerae; bacille virgule**
vide, adj - empty, adj
vie, nf - life, n
vieillesse, nf - old age, n
VIH (virus de l'immunodéficience humaine), nm - human immunodeficiency virus, n [HIV]
ville, nf - city, n
vin, nm - wine, n
viol, nm - rape, n
violence domestique, nf - domestic violence, n
violer, v - rape, to, v
viral, adj - viral, adj
virus, nm - virus, n
virus coxsackie, nm - coxsackie virus, n
virus de l'immunodéficience humaine, nm [VIH] - human immunodeficiency virus, n [HIV]
virus de la varicelle, nf - varicella zoster virus, n → **zona**
virus de Norwalk, nm - norwalk virus, n
virus respiratoire syncytial, nm [RSV] - respiratory syncytial virus, n [RSV]
visa, nm - visa, n
visage, nm - face, n
vision double, nf - double vision, n; diplopia, n → **diplopie**
visite guidée, nf - guided tour, n
visite postopératoire, nf - postoperative visit, n
visite touristique, nf - sightseeing tour, n
visqueux/visqueuse, adj - viscous, adj
vitamine, nf - vitamin, n
vitamine B1 - vitamin B1, n; thiamine, n → **thiamine**

vitamine B3, nf - vitamin B3, n; niacin, n → **niacine**
vitamine D, nf - vitamin D, n
vocabulaire, nm - vocabulary, n
voie, nf - lane, n
voir, v - see, to, v
voisin(e), n - neighbor, n
voiture, nf - car, n
voix, nf - voice, n
vol, nm - flight, n
volume courant, nm - tidal volume, n
volume expiratoire maximal par seconde, nm [VEMS] - forced expiratory volume in one second, n [FEV1]
volvulus, nm - malrotation, n → **torsion**
vomi, nm - vomit, n
vomir, v - vomit, to, v
vomir du sang, v - vomit blood, to, v
vomissement, nm - vomit, n
voûte vaginale, nf - vaginal vault, n
voyage, nm - travel, n
voyager, v - travel, to, v
voyagiste, nm - tour operator, n
vulve, nf - vulva, n
vulvovaginite, nf - vulvovaginitis, n
VUP (valves de l'urètre postérieur) nf - posterior urethral valves, n [PUV]

W

wandering pacemaker auriculaire, nm - wandering atrial pacemaker, n → **rythme auriculaire multifocal**
Warfarine, nm - Warfarin, n; coumadin, n

X

xérostomie, nf - dry mouth, n; xerostomia, n → **bouche sèche; sécheresse de la bouche**

Y

Yersinia enterocolitica, *nf* -
Yersinia enterocolitica, *n*
yeux, *nm* - eyes, *n*
yeux enfoncés, *nm* - sunken eyes, *n*

Z

zéro, *nm* - zero, *n*
zircone, *nf* - zirconia, *n*
Zoloft, *nf* - Zoloft, *n*; sertraline, *n*
→ **sertraline**
zona, *nm* - herpes zoster, *n*; shingles
→ **herpès zoster**
Zophren, *nm* - Zofran, *n*;
ondansetron, *n* → **ondansétron**
Zyprexa, *nm* - Zyprexa, *n*;
olanzapine, *n* → **olanzapine**
Zyvox, *nm* - Zyvox, *n*; linezolid, *n*
→ **linézolide**

Voyage

Travel

à point, *adj* - medium (of steak), *adj*
accompagnement, *nm* - side dish, *n* → **garniture**
aéroport, *nm* - airport, *n*
agence de voyage, *nf* - travel agency, *n*
annulé(e), *adj* - cancelled, *adj*
annuler, *v* - cancel, to, *v*
arrivées, *nf* - arrivals, *n*
arriver, *v* - arrive, to, *v*
assurance voyages, *nf* - travel insurance, *n*
atterrir, *v* - land, to, *v*
atterrissage, *nm* - landing, *n*
auberge, *nf* - inn, *n*
auberge de jeunesse, *nf* - hotel, *n*; hostel, *n* → **hôtel**
autoroute, *nf* - highway, *n*
avion, *nm* - plane, *n*
bagage, *nm* - luggage, *n*; baggage, *n*
bateau, *nm* - boat, *n*
bénévole, *nm* - volunteer, *n*
bicyclette, *nf* - bike, *n*; bicycle, *n* → **vélo**
bien cuit(e), *adj* - well done (of steak), *adj*
billet, *nm* - ticket, *n*
billet aller simple, *nm* - one-way ticket, *n*
billet aller-retour, *nm* - round trip ticket, *n*
brochure, *nf* - brochure, *n* → **prospectus**
bus, *nm* - bus, *n*
carte d'identité, *nf* - identification card, *n* [ID]
centre ville, *nm* - downtown, *n*
chambre disponible, *nf* - available room, *n*
classe économique, *nf* - economy class, *n*

client, *nm* - guest, *n*
club vacances, *nm* - resort, *n*
commander, *v* - order, to, *v*
croisière, *nf* - cruise, *n*
décoller, *v* - take off, to, *v*
déjeuner, *nm* - lunch, *n*
dessert, *nm* - dessert, *n*
dîner, *nm* - dinner, *n*
disponibilité, *nf* - vacancy, *n* → **vacance**
docteur, *nm* - doctor, *n* → **médecin**
douane, *nf* - customs, *n*
droit d'entrée, *nm* - admission fee, *n* → **tarif des billets d'entrée**
enregistrement, *nm* - check-in, *n*
excédent de bagages, *nm* - excess baggage, *n*
franchise bagages, *nf* - baggage allowance, *n*
gare ferroviaire, *nf* - train station, *n*
gare routière, *nf* - bus station, *n*
garniture, *nf* - side dish, *n* → **accompagnement**
groom, *nm* - bellboy, *n*
guichet, *nm* - ticket office, *n*
guide touristique, *nm* - tour guide, *n*
hall, *nm* - lobby, *n*
haute saison, *nm* - peak season, *n*
hôtel, *nm* - hostel, *n*; hotel, *n* → **auberge de jeunesse**
hôtel de luxe, *nm* - luxury hotel, *n*
immigration, *nf* - immigration, *n*
infirmier/infirmière, *nm/nf* - nurse, *n*
itinéraire, *nm* - itinerary, *n*
lit-double, *nm* - double bed, *n*
location de voitures, *nf* - car rental, *n*
maison d'hôte, *nf* - guesthouse, *n*
médecin, *nm* - doctor, *n* → **docteur**

merci, *nm* - thank you, *n/adj*
métro, *nm* - subway, *n*; metro, *n*
musée, *nf* - museum, *n*
office de tourisme, *nm* - tourist office, *n*
parc d'attraction, *nm* - amusement park, *n*
partir, *v* - leave, to, *v*
passager, *nm* - passenger, *n*
passeport, *nm* - passport, *n*
péage, *nm* - toll, *n*
petit-déjeuner, *nm* - breakfast, *n*
plat principal, *nm* - main course, *n*
points de fidélité, *nm* - frequent traveller points/miles, *n*
première classe, *nf* - first class, *n*
prospectus, *nm* - brochure, *n*
→ **brochure**
quartier des affaires, *nm* - business district, *n*
repas, *nm* - meal, *n*
réservation, *nf* - reservation, *n*
réservé(e), *adj* - booked, *adj*; reserved, *adj*
réserver, *v* - book, to, *v*
restaurant, *nm* - restaurant, *n*
rester, *v* - stay, to, *v*
retardé(e), *adj* - delayed, *adj*
route, *nf* - road, *n*
s'il te plaît, *adv* - please, *adv*
→ **s'il vous plaît**
s'il vous plaît, *adv* - please, *adv*
→ **s'il te plaît**
sac à dos, *nm* - backpack, *n*
saignant(e), *adj* - rare (of steak), *adj*
salle d'embarquement, *nf* - boarding area, *n*
serveur, *nm* - waiter, *n*
serveuse, *nf* - waitress, *n*
service d'étage, *nm* - room service, *n* → **service en chambre**

service en chambre, *nm* - room service, *n* → **service d'étage**
servir, *v* - serve, to, *v*
siège, *nm* - seat, *n*
souvenir, *nm* - souvenir, *n*
tarif des billets d'entrée, *nm* - admission fee, *n* → **droit d'entrée**
taxi, *nm* - taxi, *n*
train, *nm* - train, *n*
transport, *nm* - transportation, *n*
vacance, *nf* - vacancy, *n*
→ **disponibilité**
vacances, *nf* - vacation, *n*
valise, *nf* - suitcase, *n*
vélo, *nm* - bicycle, *n*; bike, *n*
→ **bicyclette**
ville, *nf* - city, *n*
visa, *nm* - visa, *n*
visite guidée, *nf* - guided tour, *n*
visite touristique, *nf* - sightseeing tour, *n*
voie, *nf* - lane, *n*
voir, *v* - see, to, *v*
voiture, *nf* - car, *n*
vol, *nm* - flight, *n*
voyage, *nm* - travel, *n*
voyager, *v* - travel, to, *v*
voyagiste, *nm* - tour operator, *n*

www.ingramcontent.com/pod-product-compliance
Lightning Source LLC
Chambersburg PA
CBHW060848220526
45466CB00003B/1290